ro
ro
ro

rororo

Marion Ponelies, Jahrgang 1976, ist Krankenschwester mit langjähriger Erfahrung im Bereich Psychiatrie und Altenpflege. Sie lebt in der Nähe von Heilbronn. Nach ihrem Staatsexamen als Gesundheits- und Krankenpflegerin am Universitätsklinikum Frankfurt/Main absolvierte sie Demenz-Ausbildungen an der University of Newcastle, University of Birmingham und am University College of London. Ihre Kompetenz im Umgang mit Demenzkranken stärkte sie durch Fortbildungen in der Interpersonellen Therapie der Depression und Aggressions-Management. Zuletzt leitete sie die Tagespflege in einem Seniorenheim. Als @Demenz_Schwester beantwortet sie die Fragen Angehöriger auf Facebook, Instagram und TikTok.

Marion Ponelies

DEMENZ VERSTEHEN UND MUTIG BEGEGNEN

Hilfe und Unterstützung
für Angehörige – die wichtigsten
Fragen und Antworten

Rowohlt Taschenbuch Verlag

Haftungsausschluss
Die Inhalte in diesem Buch wurden nach bestem Wissen und Gewissen geprüft und dienen der Information und Aufklärung. Sie ersetzen keinesfalls die Diagnose, Beratung und Behandlung durch einen (Fach-)Arzt und/oder durch geschultes Pflegepersonal. Nehmen Sie niemals ohne Rücksprache mit einem Arzt Medikamente ein und konsultieren Sie bei gesundheitlichen Fragen oder Beschwerden immer einen Arzt. Weder Verlag noch Autorin übernehmen Haftung für Schäden und/oder Unannehmlichkeiten, die durch die Umsetzung der hier dargestellten Empfehlungen entstanden sind.

2. Auflage Oktober 2025

Originalausgabe
Veröffentlicht im Rowohlt Taschenbuch Verlag,
Kirchenallee 19, 20099 Hamburg, Juni 2025

Covergestaltung zero-media.net, München
Coverabbildung Tobias Rukabert
Satz aus der Mercury Text G1
bei Pinkuin Satz und Datentechnik, Berlin
Druck und Bindung CPI books GmbH, Leck
ISBN 978-3-499-01651-6

Kontaktadresse nach EU-Produktsicherheitsverordnung:
produktsicherheit@rowohlt.de

FSC www.fsc.org
MIX
Papier | Fördert gute Waldnutzung
FSC® C083411

Inhalt

Vorwort

«Drecksau!» – Schockiert? Ja, das war ich auch, als ich als ungelernte Zwanzigjährige in einem Seniorenheim von einer Bewohnerin derart begrüßt wurde. «Was habe ich nur falsch gemacht?», fragte ich mich schuldbewusst.

Erst einige Jahre später, während meiner Ausbildung zur examinierten Gesundheits- und Krankenpflegerin am Uniklinikum Frankfurt am Main, erfuhr ich mehr über Demenzerkrankungen, und mir wurde klar, dass ich damals meine erste Demenzpatientin getroffen hatte. Menschen mit Demenz können häufig ihre Gefühle wie Frust oder Aggression nicht mehr kontrollieren. Dies kann zu impulsiven Wutausbrüchen oder Beschimpfungen führen – für Außenstehende meist völlig überraschend. Die Demenzbetroffenen leben außerdem in ihrer eigenen Welt und handeln dementsprechend. Für die Seniorin ergab es also Sinn, mich als Drecksau zu bezeichnen.

Auf verschiedenen Krankenstationen des Klinikums begegneten mir immer wieder Menschen mit Demenz, und ich fühlte von Anfang an eine besondere Verbindung zu ihnen. So auch zu Otto. Als Schwesternschülerin war ich neu auf einer Station, und die alteingesessenen Pflegekräfte schickten mich zum «Problemfall», da ich ja «Zeit hätte». Der «Problemfall» war Otto, ein älterer Herr mit Lewy-Körper-Demenz, der vehement seine Tabletten verweigerte. Voller Neugierde betrat ich Ottos Zimmer.

Ich sagte nichts, ich beobachtete ihn lediglich. Er wirkte unruhig, summte vor sich hin, ging zwei Schritte vor, zwei seitwärts, zwei zurück. Währenddessen schien er mich nicht zu bemerken. Ich fragte mich: Was tut er da? In welcher Welt befindet er sich gerade? Mir war klar, nur wenn ich es schaffe, seine Welt zu betreten, wird er seine Tabletten nehmen. Plötzlich ging mir ein Licht auf! Ich stellte mich vor ihn, lächelte ihn an und breitete meine Arme aus. Wie aus einer Trance gerissen, blickte mich Otto direkt an, lächelte und ergriff meine Hand und Taille. Und so kam es, dass der «Problemfall» und die junge Schwesternschülerin – begleitet von perplexen Blicken Außenstehender – über den Klinikflur tanzten. Denn der liebenswürdige Demenzpatient hatte sich auf einem «Tanztee» befunden und wollte dringend tanzen – völlig verständlich! Vermutlich war dies eine Erinnerung aus seiner Jugend.

Nachdem wir einige Minuten flott getanzt hatten, sagte ich zu Otto, dass ich Durst hätte, und reichte ihm ebenfalls ein Glas Wasser – mit seinen Tabletten. Du ahnst es schon: Er nahm sie, wie selbstverständlich.

Diese Begegnung ist nun bereits über 20 Jahre her. Sie ist mir heute noch so präsent, als wäre sie gestern gewesen. Danke, lieber Otto, für unser wundervolles Zusammentreffen, das meine Leidenschaft für die Demenzpflege vollends weckte.

Sagt dir der Begriff «Hochsensibilität» etwas? Menschen, die hochsensibel sind, nehmen mehr Reize auf als der Durchschnitt. Dabei geht es vor allem um Reize, die wir mittels unserer Sinne hören, sehen, fühlen, schmecken und riechen. Ich bin, was akustische Reize angeht, hochsensibel, und zu viele Geräusche stressen mich.

Außerdem bin ich ausgesprochen sensibel, was Emotionen und Stimmungen angeht. Das erleichtert es mir, mich in andere einzufühlen, was mir bei der Arbeit mit Demenzkranken besonders zugutekommt. Ich spüre das Unausgesprochene.

Ich bin übrigens nicht nur in Gesundheits- und Krankenpflege, sondern auch in Schauspielerei ausgebildet. Ungewöhnliche Kombination, nicht wahr? Für mich gibt es jedoch keine bessere Kombination, um Menschen mit Demenz und deren Angehörigen gerecht zu werden, denn während meiner Schauspielausbildung wurden meine Kreativität, Sensibilität und Empathie noch weiter gefördert, was für meine heutige Arbeit besonders bereichernd ist.

Nach einigen Berufsjahren in der Altenpflege und Psychiatrie leitete ich eine Tagespflege. 95 % der Tagesgäste waren von Demenz betroffen. Regelmäßig hatte ich Kontakt zu deren Angehörigen, und dabei wurde mir bewusst, wie überfordert und alleingelassen sie sich meistens fühlen. «Das will ich ändern», war ab da mein Motto. 2024 machte ich mich offiziell als Demenz-Expertin selbstständig und stehe seitdem Angehörigen bei. Das Schöne: Unterstütze ich Angehörige, helfe ich damit gleichzeitig den Demenzkranken.

Mut wurde mir in die Wiege gelegt und ist einer meiner wichtigsten Werte. Das spiegelt sich auch in dem Buchtitel wider: «Demenz verstehen und mutig begegnen». Ich ermutige dich, deinen inneren Demenz-Helden zu erwecken. Mut ist meiner Ansicht nach der beste Weg, Demenz zu begegnen. Mut ermöglicht es dir, kreativ zu sein, flexibel auf die Bedürfnisse des Dementen zu reagieren, stets nach vorne zu schauen und lösungsorientiert zu denken. Ich bin nicht die, die dich bedauert. Ich bin die, die dich darin bestärkt, Probleme zu lösen und dich auf das Positive zu fokussieren.

Du glaubst, du bist nicht mutig? Ich widerspreche dir, denn es gibt einen Grund, weshalb du gerade dieses Buch gewählt hast. Lies weiter, setze meine Tipps um, und wir werden gemeinsam deinen persönlichen Demenz-Helden freilegen.

Ein Wort noch vorab zu meiner Methode: Ein-Wort-Kommunikation und das Unterlassen von Fragen sind die Grundpfeiler meiner Herangehensweise bei Demenz. Bei mir heißt es in der Kommunikation mit Demenzkranken also oft nur «schlafen», «trinken» oder «laufen», statt ausführliche Sätze und Anweisungen zu verwenden. Vielleicht wirst du dir dabei zuerst blöd oder unhöflich vorkommen. Das ist völlig normal. Doch Demenz ist außergewöhnlich und erfordert besondere Maßnahmen. Auch deine moralischen Grenzen und Idealvorstellungen wirst du, während du dieses Buch liest, hinterfragen dürfen: Was ist wirklich wichtig? Dass der Demente perfekt gekleidet ist oder dass er sich wohlfühlt? Wo muss ich eingreifen, wo sollte ich ihn machen lassen?

Einen Menschen mit Demenz liebevoll zu betreuen, bedeutet loszulassen. Denn je weniger du ihn in seinem Tun einschränkst, desto zufriedener und entspannter wird er sein. Umso leichter wird es für dich.

Vieles ist mir im Umgang mit Demenz wichtig, manches völlig egal. Fachbegriffe gehören zur letzten Kategorie. Kollegen werfen mir manchmal vor, dass ich den Begriff «Demenzkranker» benutze, da er den Menschen auf seine Krankheit reduzieren würde. Stattdessen müsse ich «Mensch mit demenzieller Veränderung» sagen bzw. schreiben. Mir ist das zu umständlich. Außerdem glaube ich, dass hinter diesem Kunstbegriff die Angst steckt, die Dinge beim Namen zu nennen. Wenn jemand chronische Rückenschmerzen hat, ist er rückenkrank, hat jemand Darmkrebs, ist er krebskrank, hat jemand Demenz, ist er demenzkrank – und all dies unabhängig von seiner wunderbaren Persönlichkeit! Daher – und weil ich es praktisch mag – werde ich «Demenzkranker» weiterhin benutzen.

Wenn der behandelnde Arzt mit dir redet, verstehst du nur Bahnhof? Genau deshalb spare ich mir medizinische Fachbegriffe, so gut es geht. Mir ist wichtig, dass du verstehst, wovon ich schreibe – unabhängig von deinem Vorwissen.

Siezen ist nicht mein Ding; ist mir zu konservativ und steif.

Außerdem ist Demenz ein sehr persönliches und emotionales Thema. Lass uns «du» verwenden, um uns nah zu sein!

Ich habe mich zudem bewusst gegen Gendern entschieden, da ich meine Ausführungen möglichst simpel und kurz halten möchte. Seit Jahrzehnten sind wir gewohnt, die männliche Schreibweise zu lesen, was uns entsprechend leichter fällt. Bitte fühle dich – egal, welchem Geschlecht du dich zugehörig fühlst – stets von mir angesprochen und unterstützt. Wir sitzen alle im selben Boot!

Die fortschreitenden Demenzen, um die es in diesem Buch geht, haben alle etwas gemeinsam: Sie verschlechtern sich fortlaufend. Dieses Buch wird dich auf deiner gesamten Demenzreise als Angehöriger begleiten. Manche Fragen sind für dich aktuell vielleicht noch nicht relevant, aber möglicherweise in sechs Monaten. Du kannst das Buch der Reihenfolge nach durchlesen oder gezielt zu Fragen springen, die für dich wichtig sind. Weil das Buch nicht chronologisch gelesen werden muss, findest du relevante Informationen an mehreren Stellen, und ich verweise immer auch auf andere Fragen, die ein ähnliches Thema berühren. Egal, welchen Weg du wählst, ob du von vorne nach hinten liest oder zu den dir wichtigen Fragen springst: Starte bitte unbedingt mit dem ersten Teil «Deine Wegweiser durch das Demenzlabyrinth». Darin vermittle ich dir wichtiges Grundverständnis für alles Nachfolgende im Buch.

Die Fragen, die ich in diesem Buch beantworte, wurden mir allesamt von Angehörigen wie dir gestellt. Eine für dich wichtige Frage ist nicht dabei? Schreibe mir diese gerne per E-Mail an Hallo@Demenz-Schwester.de – wer weiß, vielleicht wird es irgendwann einen zweiten Teil des Buches geben, und deine Frage wird dann aufgenommen! Auch über dein Feedback freue ich mich über diesen Kanal.

Lieber Angehöriger, setzte die Tipps in diesem Buch für mehr Lebensqualität und Nähe zu deinem Demenzkranken direkt um.

Nicht erst morgen oder nächste Woche – beginne jetzt! Nimm diese Aufgabe mutig an. Ich begleite dich dabei!

Deine Demenz-Schwester Marion

Deine Wegweiser durch das Demenzlabyrinth

Ich stelle mir Demenz wie ein riesiges Labyrinth vor. Zu Beginn schafft es der Kranke noch, den Weg zum Ausgang finden. Es kostet ihn Kraft, doch es gelingt ihm. Aber je weiter er in den Irrgarten vordringt, desto komplizierter werden die Abzweigungen. Die Orientierung fällt ihm immer schwerer, bis er seinen Weg überhaupt nicht mehr findet. Er ist im Labyrinth gefangen. Irgendwann vergisst er sogar, dass es einen Ausgang gibt.

Das Labyrinth ist die Demenz und gleichzeitig die neue Lebenswelt deines demenzkranken Angehörigen. Du stehst ratlos davor und fragst dich, wie du ihn noch erreichen kannst, wenn er in einer anderen Welt lebt.

Ich habe eine gute Nachricht für dich: Es gibt eine Möglichkeit, wie du deinem Demenzbetroffenen weiterhin nah sein kannst. Mit meinen Wegweisern wirst du ihn in seinem Demenzlabyrinth finden. Genau, *du* wirst ihn finden. Denn der Mensch mit Demenz wird aufgrund seiner Krankheit irgendwann unfähig sein, zu dir Kontakt aufzunehmen. Eine Beziehung zwischen euch ist dann möglich, wenn *du* die richtigen Wege gehst.

Fühlt sich das wie eine große Belastung an? Empfindest du es als unfair, dass du die Verantwortung für euer Verhältnis trägst?

Das verstehe ich. Wir Menschen, mich eingeschlossen, neigen dazu, erst das Negative zu sehen. Doch was macht Pessimismus mit uns? Er drückt unsere Stimmung in allen Lebensbereichen, raubt uns Energie und lähmt uns. Wie willst du in diesem Zustand Probleme lösen?

«Wenn du positiv denkst, passieren gute Dinge», besagt ein Sprichwort. Ich lade dich ein, dich für eine optimistische Sichtweise zu entscheiden. Du hast die wunderbare Chance, zu deinem hilflosen Angehörigen, ob Mutter, Vater, Partner, Oma, Opa oder Freund, Nähe herzustellen. Ich begleite dich dabei und gebe dir die Werkzeuge dafür an die Hand. Auf dich und deinen Angehörigen warten unvergessliche gemeinsame Momente. Deine Wegweiser durchs Demenzlabyrinth sind:

1. Verabschiede dich und beginne neu

Verabschiede dich von dem Menschen, den du vor der Erkrankung kanntest. Demenz zwingt dich, dich von einer geliebten Person zu verabschieden, obwohl sie noch lebt. Dein Angehöriger wird viele Fertigkeiten verlernen, sehr wahrscheinlich seine Persönlichkeit verändern und dich womöglich irgendwann nicht mehr erkennen. Daher verabschiede dich jetzt. Mit diesem Abschied lässt du eure alte Beziehung los und bist dadurch bereit, eine neue zu dem Demenzbetroffenen aufzubauen.

2. Gefühl vor Wort

Mit Fortschreiten der Demenz wird dem Kranken das Sprechen immer schwerer fallen. Häufig wird er falsche Worte wählen oder sie verwechseln. Das kann zu Missverständnissen führen. Daher achte weniger auf das, was dein Angehöriger sagt, sondern stattdessen mehr auf die Gefühle, die er zeigt – insbesondere, wenn seine Worte beleidigend sind. Welche Emotionen zeigt er? Wirkt er ängstlich, traurig oder frustriert?

Handle nach den Gefühlen, die dein Angehöriger zeigt, und vernachlässige das von ihm Gesagte.

3. Bleibe ruhig und sei zuversichtlich

Viele sind überrascht zu hören, dass Demenzkranke sehr sensibel sind. Ein Mensch mit Demenz spürt, wie du dich fühlst, und reagiert instinktiv darauf. Besonders unwohl fühlt er sich bei negativen Gemütszuständen wie Ungeduld, Frust oder Unsicherheit. Bist du hektisch, wird der Demente nervös; bist du gestresst, wird er aggressiv. Oder er zieht sich zurück, und der Kontakt zu ihm wird immer schwieriger. Dies sind alles Szenarien, die du vermeiden möchtest.

Das Schöne ist, dass Menschen mit Demenz auch positive Gefühle ihres Gegenübers spüren. Gehst du auf deinen Angehörigen geduldig, zuversichtlich und liebevoll zu, wirkt sich das immer positiv auf eure Beziehung, die Lebensqualität des Demenzkranken und – oh ja – auch auf deine aus.

Meiner Meinung nach ist deine innere positive Haltung der wichtigste Schlüssel, um eine herzliche Verbindung zu deinem dementen Angehörigen zu führen. Ab sofort darfst du also ruhig bleiben und optimistisch sein.

«Das ist aber gar nicht so einfach», denkst du jetzt sicher. Ich gebe dir insofern recht, als dass du das üben darfst. Viel zu häufig geben im Alltag unsere negativen Gedanken den Ton an. «Das klappt ohnehin nicht», «Ich kann das nicht» oder eben «Das ist gar nicht so einfach». Kommen dir diese oder ähnliche Gedanken bekannt vor? Solche negativen Selbstgespräche haben nur einen Effekt: Sie rauben dir Energie. Die Demenzerkrankung deines Angehörigen ist deine Chance, diese Energieräuber aus deinem Leben zu verbannen. Sobald sich ein negativer Gedanke in deinen Kopf schleicht, halte dir vor Augen, was er dir bringt: nichts. Im Gegenteil, er schadet dir. Dann kehre den Satz um. Aus «Das klappt ohnehin nicht» wird «Ich nehme die Herausforderung an», aus «Ich kann das nicht» wird ein «Ich versuche es» und aus «Das ist gar nicht so einfach» ein «Es wird einfacher werden».

Gib dir Zeit, sei geduldig mit dir. Sicherlich haben die negativen Gedanken jahrelang dein Leben dominiert. Daher darf es auch seine Zeit dauern, sie wieder loszuwerden. Vertraue mir, und vertraue dir: Du wirst immer besser darin werden.

4. Es ist die Demenz

Dieser Satz darf ab sofort dein Mantra sein. Denn du wirst wahrscheinlich Verletzendes vom Demenzbetroffenen hören, wie «Du hast mich bestohlen», «Du willst mich nur loswerden» oder «Hau ab!». Dann atme durch und sage dir: «Es ist die Demenz». Weder du noch dein demenzkranker Angehöriger ist schuld – es ist die Demenz.

DEINE WEGWEISER DURCH DAS DEMENZLABYRINTH

1. Verabschiede dich und beginne neu.
2. Gefühl vor Wort.
3. Bleibe ruhig und sei zuversichtlich.
4. Es ist die Demenz.

Demenz verstehen

Wissen ist essenziell. Wissen macht aus dem großen unbekannten Monster Demenz das, was es ist: eine Erkrankung, mit der du lernen wirst umzugehen. In diesem Kapitel geht es darum, die Erkrankung und deren Folgen zu verstehen. Am Ende verrate ich dir meine zehn wichtigsten Tipps im Umgang mit Demenz.

«Was passiert bei Demenz mit dem Gehirn?»

SILVIA K.

Wie kann es sein, dass ein Erwachsener gehen, sprechen, sogar schlucken verlernt? Für viele Angehörige von Betroffenen ist Demenz ein Mysterium. Silvia hat den Krankheitsverlauf ihres Vaters erlebt und ihn bis zu seinem Tod begleitet. Zuletzt war er bettlägerig, inkontinent und konnte nicht mehr sprechen. Noch heute ist es für sie ein Rätsel, wie sich die Demenz so auswirken konnte.

Um die Erkrankung verstehen zu können, musst du zuerst wissen, wie das menschliche Gehirn funktioniert: Unser Gehirn besteht u. a. aus Gehirnzellen, in denen alles gespeichert wird, was wir lernen (z. B. greifen, lesen, Fahrrad fahren) und erleben (z. B. das Picknick am Sonntag, das Missgeschick beim Ausparken). Indem das Gehirn diese Informationen speichert, müssen wir einmal Erlerntes nicht immer wieder neu erlernen. Haben wir Gehen oder Schwimmen gelernt, können wir das – sofern wir gesund bleiben – unser Leben lang. Genauso ist es mit Erlebtem: Die wichtigsten Eindrücke aus dem letzten Urlaub bleiben uns dank unseres Gehirns erhalten und helfen uns, spätere Erlebnisse schneller einzuordnen. Wir werden erfahrener.

Unsere Gehirnzellen sind untereinander mit Nervenbahnen verbunden. Die kannst du dir wie ein riesengroßes Straßennetz vorstellen. So können wir gespeicherte Informationen miteinander verknüpfen. Das heißt, wir können abwägen, schlussfolgern, analysieren.

Außerdem steuert unser Gehirn verschiedene Funktionen wie unser Wärme- und Kälteempfinden, unseren Sexualtrieb, unsere Verdauung, Emotionen, Muskeltätigkeit, unser Schlucken und Atmen. Auch unsere Persönlichkeit wird durch unser Gehirn geprägt, in welchem Ausmaß, ist noch nicht ausreichend erforscht.

Du siehst also, unser Gehirn ist für unheimlich viele Aufgaben zuständig.

Die Demenzerkrankung schädigt Gehirnzellen und die verbindenden Nervenbahnen. Zudem ist bei Menschen mit Demenz ein wichtiger Botenstoff zu gering oder gar nicht im Gehirn vorhanden. Dieser Botenstoff – Acetylcholin – hilft den Nervenzellen, miteinander zu kommunizieren, und unterstützt uns somit beim Denken und Erinnern. Die Folge der geringen Konzentration: Der Kranke vergisst Gelerntes und Erlebtes, kann nicht mehr planen und Entscheidungen abwägen, die Persönlichkeit verändert sich, Schlucken, Urin Halten und viele weitere Fertigkeiten und Körperfunktionen werden verlernt (siehe u. Tabelle). Zuerst ist der Betroffene unfähig, sich den Arzttermin zu merken, und ersetzt viele Worte mit «das Ding». Dann vergisst er die eigene Hochzeit oder erkennt den Sohn nicht mehr. Im Endstadium der Erkrankung sind viele Demente bettlägerig und können nicht mehr selbstständig essen und trinken. Die Schäden, die die Demenz verursacht, werden mit der Zeit immer fataler.

> **Wir wissen heute zwar größtenteils, was im Gehirn eines Demenzbetroffenen passiert – wir wissen aber nicht, warum.**

Wichtige Funktionen des Gehirns	Folgen der Demenz	Beispiel
Sprechen	► vergisst oder verwechselt Worte ► benutzt Ersatzwörter ► verliert den Faden ► kreiert neue Worte ► spricht deutlich verlangsamt ► verstummt	► nutzt häufig «das Ding» oder «die Sache» ► sagt «Schuhe» statt «Hose» ► beschreibt Spaghetti als «die langen, dünnen Dinger»
körperliche Koordination	► schwankt beim Gehen, zittert, stürzt häufig, ist bettlägerig ► hat Probleme beim Greifen und Nutzen von Gegenständen	► hat Mühe, Besteck zu greifen oder es zum Mund zu führen ► kann sich nicht mehr selbstständig an- oder auskleiden
Schmecken	► Essen und Trinken schmeckt nach «nichts» oder «Pappe» ► schmeckt nur noch Süßes, und dieses reduziert	► schüttet haufenweise Zucker in den Kaffee oder gar auf den Sonntagsbraten
logisches und rationales Denken	► trifft ungünstige Entscheidungen, deutet Situationen oder Personen falsch ► kann komplexe Handlungen nicht mehr durchführen ► entwickelt bisher unbekannte Ängste	► lässt sich unnötige Verträge andrehen ► kauft Lebensmittel, die er nicht benötigt; teilweise sogar mehrfach ► macht Fehler beim Rechnungen Bezahlen oder ignoriert sie ► hält den dunklen Teppich für ein Loch ► kocht nicht mehr, sondern isst nur noch kalt oder gar nicht ► hat Angst vor laufendem Wasser in der Dusche ► glaubt, bestohlen worden zu sein, obwohl er die Sache selbst verlegt hat ► ist davon überzeugt, dass der Partner ihn betrügt
Moral und soziale Regeln, Steuerung von Gefühlen	► ist emotional aufbrausend oder emotionslos ► ist fixiert auf die eigenen Bedürfnisse ► wird schnell aggressiv, flucht ► ist sexuell enthemmt ► verhält sich asozial	► masturbiert vor anderen ► nimmt anderen Dinge weg ► brüllt andere plötzlich an oder beleidigt sie ► reagiert nicht oder nur reduziert auf Ansprache
Sättigungs- und Hungergefühl	► empfindet kein Sättigungs- oder Hungergefühl mehr oder vergisst es	► isst maßlos; auch nicht Essbares wie Waschmittel, Watte etc. ► vergisst zu essen und zu trinken bzw. weigert sich

Wichtige Funktionen des Gehirns	Folgen der Demenz	Beispiel
Blasen- und Stuhlentleerung	► kann Urin und Stuhlgang nicht mehr kontrollieren	► nässt und/oder kotet sich ein
Erkennen und Zuordnen von Personen und Gegenständen	► verwechselt Personen und Gegenstände oder erkennt sie nicht mehr	► nutzt den Blumenkübel als Toilette ► erkennt sich selbst nicht mehr im Spiegel ► hält den Kühlschrank für den Schuhschrank ► hält den Sohn für den Ehemann
räumliche und zeitliche Orientierung	► ist orientierungslos ► hat Schlafstörungen und/oder einen gestörten Tag-Nacht-Rhythmus	► verläuft sich selbst an bekannten Orten ► weiß nicht, welches Jahr oder welcher Monat aktuell ist ► steht nachts häufig auf und läuft umher ► fragt mitten in der Nacht, ob er aufstehen muss ► schläft tagsüber und ist nachts aktiv
Hören, Sehen und Riechen	► empfindet Geräusche lauter als andere oder nimmt diese nicht wahr, ist schnell überreizt ► sieht und/oder hört Personen oder Dinge, die nicht da sind (Halluzinationen) ► interpretiert Gesehenes und Gehörtes falsch (Wahnvorstellungen) ► sehr selten: riecht Dinge, die nicht existieren	► hält sich, wenn der Fernseher läuft, die Ohren zu ► sieht einen Hasenkäfig im Fahrstuhl ► spricht mit Menschen, die nicht da sind ► glaubt, dass die läutenden Kirchenglocken detonierende Bomben sind
Erinnerung	► Vergesslichkeit	► vergisst Termine, obwohl er an diese erinnert wurde ► stellt dieselbe Frage innerhalb weniger Minuten, auch wenn diese bereits beantwortet wurde ► möchte die Kinder, obwohl diese bereits erwachsen sind, von der Schule abholen ► erkennt den langjährigen Ehepartner nicht mehr
Wärme- und Kälteempfinden	► Empfinden ist umgekehrt oder Empfinden ist unrealistisch verstärkt	► ist im Sommer bei 32 Grad eiskalt ► empfindet lauwarmes Wasser als heiß
Charakter	► Persönlichkeitsveränderungen	► ein ehemals ruhiger, gelassener Vater wird zum Choleriker ► eine früher dominante Mutter wird sanftmütig

Du siehst also, je nachdem, welches Gehirnareal durch die Demenz geschädigt wird, unterscheiden sich die Folgen. Die Auswirkungen können dabei sehr individuell ausfallen: Jede Demenz ist anders. Neben Persönlichkeit, Lebenserfahrungen und Nebenerkrankungen spielt dabei v. a. auch die Demenzform eine Rolle. Mehr dazu erfährst du in meiner Antwort auf die Frage «Welche Demenzformen gibt es?» auf S. 24.

«Welche Demenzformen gibt es?»

MARTINA S.

«An welcher Demenzform ist deine Mutter erkrankt?», frage ich Martina. Sie schaut mich mit großen, fragenden Augen an. Mehr als Dreiviertel aller Angehörigen geht es wie Martina: Sie wissen nicht, dass es insgesamt über 50 verschiedene Demenzformen gibt. Liest du das auch zum ersten Mal?

Dabei ist es hilfreich für dich zu wissen, an welcher Demenzform genau dein Angehöriger leidet, denn deren Verläufe und Symptome unterscheiden sich voneinander (siehe dazu meine Antwort auf die Frage «Wie verläuft die Demenzerkrankung?» auf S. 37).

Die Medizin unterscheidet zwischen primären und sekundären Demenzformen. Bei einer primären Demenz ist das Gehirn selbst erkrankt (z. B. vaskuläre Demenz). Im Gegensatz dazu wird die sekundäre Demenz durch eine Grunderkrankung außerhalb des Gehirns (z. B. Multiple Sklerose), Vergiftungen (z. B. durch Quecksilber) oder Mangelzustände (z. B. Vitamin-B12-Mangel) ausgelöst.

Die primären Demenzformen werden noch mal in fortschreitende Demenzformen (z. B. Alzheimer-Krankheit) und nicht fortschreitende Demenzformen (z. B. Demenz aufgrund eines

Hirntumors) unterteilt. Die fortschreitenden Demenzformen machen über 80 % der Demenzen aus[1], verschlechtern sich kontinuierlich und sind (noch) nicht heilbar.

> **Fortschreitende Demenzen sind (noch) nicht heilbar und verschlechtern sich kontinuierlich. Dazu zählen u. a. Alzheimer-Krankheit, vaskuläre Demenz, Lewy-Körper-Demenz und frontotemporale Demenz (FTD).**

Nachfolgend erläutere ich dir die häufigsten fortschreitenden Demenzformen:

- Alzheimer-Krankheit
- vaskuläre Demenz
- Lewy-Körper-Demenz
- Parkinson-Demenz (manche Quellen bezeichnen diese nicht als eigenständige Demenzformen, sondern als Folge von Parkinson)
- frontotemporale Demenz (FTD)

Alzheimer-Krankheit

Ilses Nachbarn fällt auf, dass die pensionierte Beamtin regelmäßig vergisst, die Mülltonne rauszustellen, dem Bäcker, dass sie das Laugenbrötchen plötzlich «das Ding» nennt, und ihrer Freundin, dass sie bei ihrem täglichen Mensch-ärger-dich-nicht-Spiel völlig unkonzentriert ist. Mit der Zeit lassen Ilses Fertigkeiten weiter nach, doch erst viele Jahre später erhält sie die Diagnose Alzheimer-Krankheit.

So wie Ilse geht es vielen. Da die Einschränkungen durch die Krankheit schleichend auftreten und vor allem am Anfang kaum von altersgerechten Einschränkungen zu unterscheiden sind, wird Alzheimer häufig meist erst 15 bis 30 Jahre nach Beginn des Krankheitsprozesses diagnostiziert.

Alois Alzheimer gilt als der Entdecker der nach ihm benannten Demenzform. Bereits 1907 fielen dem Psychiater Eiweißablagerungen im Gehirn von Verstorbenen auf. Er folgerte, dass diese das Gehirn schädigen und der Betroffene dementsprechend eingeschränkt ist. Mittlerweile sind sich Experten nicht mehr sicher, ob diese Eiweißablagerungen, auch «Alzheimer Plaques» genannt, tatsächlich krank machen. Denn manche Verstorbene hatten die Ablagerungen zwar im Gehirn, waren aber beschwerdefrei. Des Weiteren fanden Forscher heraus, dass bei Alzheimer-Patienten ein bestimmter Teil der Nervenzellen so miteinander «verklebt», dass sie irgendwann nicht mehr funktionieren. Außerdem schrumpft ihr Gehirn und verfügt über zu wenig Acetylcholin – von diesem Botenstoff hast du schon weiter oben gelesen. Acetylcholin reguliert überlebenswichtige Funktionen wie den Herzschlag oder die Atmung und ist zudem wichtig für das Lernen und Erinnern.[2]

Ob es sich bei all diesen Veränderungen um Entwicklungen aufgrund von Alzheimer handelt oder eine davon der Auslöser der Krankheit ist, konnte die Forschung noch nicht klären.

> **Alzheimer ist weltweit die häufigste Demenzform. Die Ursache ist bis heute ungeklärt.**

Weltweit ist Alzheimer mit 60–70 % die häufigste Demenzform. In Deutschland sind ca. 1,2 Mio. Menschen davon betroffen, jährlich kommen etwa 300 000 dazu.[3] Über 95 % der Alzheimer-Erkrankungen beginnen nach dem 65. Lebensjahr.[4] Mit zunehmendem Alter erhöht sich das Risiko, daran zu erkranken.[5] Die durchschnittliche Lebensdauer ab Diagnose beträgt sieben

Jahre.[6] Die ersten Anzeichen für Alzheimer sind Vergesslichkeit, zeitliche und örtliche Desorientierung sowie Probleme, sich zu konzentrieren und beim Sprechen die richtigen Worte zu finden.

Forscher gehen davon aus, dass weniger als 3 % der Alzheimer-Erkrankungen vererbt sind.[7] Hohes Alter, Diabetes, Rauchen, Bewegungsmangel, Übergewicht, Depression, Bluthochdruck und ein niedriger Bildungsstand gelten als gesicherte Risikofaktoren, um an Alzheimer zu erkranken.

Vaskuläre Demenz

Paula war eine rüstige Oma gewesen, die sich täglich selbst ihr Mittagessen kochte und mit Leidenschaft Socken für ihre fünf Enkelkinder strickte – doch plötzlich war alles anders. Bei einem Besuch ihrer Tochter klagte die 81-Jährige über Kopfschmerzen. Kurz danach konnte sie nur noch mit Mühe aufstehen und sprach verwaschen. Später stellt sich heraus, dass Paula einen Schlaganfall gehabt hatte. Die Folge davon war eine vaskuläre Demenz.

Unsere Nervenzellen im Gehirn müssen, wie alle anderen Körperzellen, fortdauernd mit Nährstoffen und Sauerstoff mittels Blutes versorgt werden. Durch Verstopfung, kontinuierliche Verengung (Arteriosklerose) oder Platzen (Hirnblutung) eines oder mehrerer Blutgefäße werden Nervenzellen dauerhaft zu wenig oder gar nicht mehr versorgt. Nervenzellen sind besonders empfindlich und sterben bei Unterversorgung schnell ab. Das hat Folgen, denn jeder Bereich unseres Gehirns ist für verschiedene Aufgaben zuständig. Ein Bereich reguliert z. B. unsere Gefühle, ein anderer hilft uns zu sprechen, ein weiterer ist für das Gehen und Greifen zuständig (siehe dazu auch meine Antwort auf die Frage «Was passiert bei Demenz mit dem Gehirn?» auf S. 19). Ist also der Gehirnbereich, der für das Gehen zuständig ist, betroffen, schwankt oder geht der Betroffene womöglich plötzlich stockend. Werden die Nervenzellen im Sprachzentrum zu wenig durchblutet, findet der Patient eventuell nicht mehr die richtigen Worte oder nuschelt. Der Betroffene hatte einen Schlaganfall.

Je nachdem, wie umfassend die Mangeldurchblutung ist, zeigen sich die Folgen des Schlaganfalls plötzlich und massiv, wie bei Paula, oder schleichend. Ein Schlaganfall muss nicht unbedingt zu vaskulärer Demenz führen: Nur ca. 30 % der Schlaganfall-Patienten entwickeln sie.[8] Dies ist meist erst dann der Fall, wenn mehrere Blutgefäße betroffen sind und deren Durchblutungsstörungen nicht behoben werden können.

Der Krankheitsverlauf einer vaskulären Demenz ist sehr individuell und hängt vom Auslöser ab. Häufig verschlechtert sich der Zustand des Patienten in Schüben und stabilisiert oder verbessert sich eventuell sogar zwischenzeitlich etwas. Diese unvorhersehbaren Entwicklungen sind für viele Betroffenen und Angehörige besonders belastend. Durchschnittlich leben die Betroffenen nach Diagnosestellung noch fünf Jahre.[9] Vaskuläre Demenz kommt weltweit am zweithäufigsten vor.[10]

> **Vaskuläre Demenz kann sich zwischenzeitlich etwas bessern und dann plötzlich wieder verschlechtern.**

Die größten Risikofaktoren sind hohes Lebensalter, Herzerkrankungen, Diabetes, Übergewicht, lange unbehandelter Bluthochdruck, hohe Blutfette (einschließlich Cholesterin), Bewegungsmangel, Rauchen und vorangegangene Schlaganfälle.

Lewy-Körper-Demenz

«Das Haus redet mit mir», erzählt mir Minna, die an Lewy-Körper-Demenz (auch «Lewy-Körperchen-Demenz» oder «Lewy-

Body-Demenz» genannt) erkrankt ist. Lilli hat eine Sinnestäuschung, auch Halluzination genannt. Lewy-Körper-Betroffene sehen bereits zu Beginn des Krankheitsverlaufs Dinge, Personen oder Tiere, die nicht real sind, und hören sie sogar teilweise reden. Auch Wahnvorstellungen, Störungen des Denkens, treten sehr häufig auf. Viele Kranke sind zum Beispiel davon überzeugt, vergiftet, bestohlen oder betrogen worden zu sein, obwohl es nicht der Realität entspricht. Dabei lassen sie sich selbst mit logischen Argumenten nicht vom Gegenteil überzeugen. Der Schlaf der Betroffenen ist außerdem extrem unruhig, da sie ihre Träume körperlich regelrecht ausleben, was für anwesende Partner sehr belastend sein kann. Ebenso sind Muskelstarre, -zittern, große Sturzgefahr und die Unfähigkeit, Urin zu halten, frühe Anzeichen dieser Demenzform. Von Vergesslichkeit und Sprachstörungen sind die Kranken erst später betroffen.

Leitsymptome bei Lewy-Körper-Demenz sind Sinnestäuschungen, wahnhafte Vorstellungen und Probleme beim Gehen.

Auch bei der Lewy-Körper-Demenz stören Eiweißablagerungen die Funktionen des Gehirns. Dabei lagern sich die Eiweiße bevorzugt in einem bestimmten Teil des Gehirns, im sogenannten Großhirn, ab. Da unser Großhirn für Denken, Wahrnehmung und Sprache zuständig ist, treten verstärkt die beschriebenen Sinnestäuschungen und Denkstörungen auf.

Besonders auffällig bei Lewy-Körper-Demenz ist, dass die geistige Leistungsfähigkeit im Laufe des Tages stark schwankt. Morgens kann der Betroffene wach und klar sein und am Nachmittag abwesend und schläfrig.

Bei sieben bis acht Jahren liegt die Lebenserwartung nach der Diagnose.[11] Gesicherte Risikofaktoren konnten bisher nicht nachgewiesen werden. In wenigen Familien wurde eine Vererbbarkeit festgestellt.[12]

Parkinson-Demenz

Wie jeden Vormittag sitzt Hans still auf seiner Küchenbank und liest Zeitung. Seine Hände zittern. In kleinen abgehackten Schritten geht er langsam zur Anrichte und schenkt sich zitternd Kaffee nach. Hans ist das mittlerweile gewohnt. Vor bereits 12 Jahren erhielt er die Diagnose Parkinson. Dank der Medikamente, die er einnimmt, hat er die Erkrankung gut im Griff. Doch seit Kurzem fällt ihm auf, dass ihm das Sprechen immer schwerer fällt. Außerdem verlief er sich bereits mehrmals auf dem gewohnten Heimweg vom Stammtisch. Hans hat zusätzlich eine Parkinson-Demenz entwickelt.

Parkinson ist ein eigenständiges Krankheitsbild, bei dem, ähnlich wie bei einer Demenz, Nervenzellen absterben. Hierbei sind primär die Nervenzellen betroffen, die den Botenstoff Dopamin produzieren. Dopamin steuert die Bewegungen im menschlichen Körper, daher sind die Hauptanzeichen bei Parkinson: Verlangsamung, Muskelsteife, Ruhezittern und Gleichgewichtsstörungen.

Etwa ein Drittel der Parkinson-Patienten entwickelt zusätzlich eine Parkinson-Demenz.[13] Dies ist dann der Fall, wenn zu den Parkinson-Symptomen noch dauerhaft mindestens zwei deutliche geistige Einschränkungen dazukommen, wie z. B. bei Hans Sprachstörungen und Orientierungsprobleme.

Warum Nervenzellen bei Parkinson bzw. Parkinson-Demenz zugrunde gehen, ist unklar. Im Verdacht stehen auch hier Proteinablagerungen in den entsprechenden Gehirnregionen.

Als Risikofaktoren gelten Parkinson-Fälle in der Familie, Umweltgifte wie Kohlenmonoxid oder Pestizide.[13] Nach Diagnose der Parkinson-Demenz leben die Betroffenen noch durchschnittlich fünf Jahre.[14]

Betroffene erhalten erst durchschnittlich 10 bis 15 Jahre nach Beginn der Parkinson-Erkrankung die Diagnose Parkinson-Demenz.[15]

Frontotemporale Demenz (FTD)

Der Hollywood-Schauspieler Bruce Willis ist laut Medienberichten einer der prominentesten Betroffenen von frontotemporaler Demenz (FTD; früher auch «Morbus Pick» genannt). Eines seiner ersten Symptome sei gewesen, dass er bei Dreharbeiten immer wieder seinen Text vergaß.

Bei der FTD werden Nervenzellen primär im Stirn- und Schläfenbereich des Gehirns abgebaut. Diese Gehirnareale regulieren unsere Gefühle und unser Sozialverhalten. Außerdem liegt dort das Sprachzentrum, das uns sprechen, schreiben und lesen ermöglicht. Je nachdem, welche ersten Symptome auftreten, wird zwischen der Verhaltens- und der Sprachstörungen-Variante unterschieden. Patienten der Verhaltensvariante fallen häufig durch aggressives und unsoziales Verhalten auf. Sie können z. B. reizbar oder euphorisch sein und maßlos essen. Probleme beim Sprechen, Lesen und Schreiben stehen bei der Sprachstörungen-Variante zuerst im Vordergrund. Im mittleren Stadium der Erkrankung gleichen sich die Symptome an. Ein großer Unterschied zu den anderen Demenzformen wie Alzheimer und vaskuläre Demenz ist, dass Gedächtnisstörungen wie Vergesslichkeit erst sehr spät auftreten.

Bei einigen FTD-Betroffenen sind Sprachstörungen die einzige Einschränkung über mehr als zehn Jahre.[16]

Wissenschaftler vermuten, dass FTD durch krankhaft veränderte Proteine («Pick'sche Körper») verursacht wird. Das durchschnittliche Erkrankungsalter liegt zwischen 55 und 65 Jahren[16], wobei die Spanne mit 20 bis 85 Jahren[17] insgesamt sehr groß ist.

Als einziger gesicherter Risikofaktor gilt bisher eine FTD-Diagnose in der Familie. Experten gehen davon aus, dass ca. 50 % der FTD-Erkrankungen vererbt sind.[16] Ist einer deiner Blutsverwandten daran erkrankt, kannst du über einen Gentest herausfinden, ob du auch gefährdet bist. Wende dich dazu an deinen Hausarzt.

Die durchschnittliche Lebenserwartung eines FTD-Patienten liegt bei acht Jahren, wobei auch sehr schnelle (zwei Jahre) und langsame Verläufe (15 Jahre) bekannt sind.[17]

Die Tabelle zeigt die häufigsten primären Demenzformen[18] im Überblick:

> **Für alle primären Demenzen gilt: Es gibt noch kein Heilmittel. Bisher können nur die Symptome behandelt werden. Viele Patienten erhalten die Diagnose einer Mischform, also z. B. Alzheimer-Krankheit mit vaskulärer Demenz.**

	Alzheimer	**Vaskuläre Demenz**	**Lewy-Körper-Demenz**	**Parkinson-Demenz**	**Frontotemporale Demenz**
Beginn	schleichend	plötzlich, schrittweise oder schleichend	schleichend	schleichend	schleichend
Verlauf	verschlechtert sich kontinuierlich	verschlechtert sich stufenartig; dazwischen gibt es immer wieder Phasen, in denen der Zustand gleich bleibt oder sich sogar wieder etwas verbessert	verschlechtert sich kontinuierlich; Leistungsfähigkeit schwankt stark	verschlechtert sich kontinuierlich	verschlechtert sich kontinuierlich und unterschiedlich schnell
erste Symptome	Vergesslichkeit, Wortfindungsstörungen, Orientierungslosigkeit	unterschiedlich – je nachdem, welches Gehirnareal betroffen ist	Halluzinationen, Wahnvorstellungen, Probleme beim Gehen und häufige Stürze, unruhiger Schlaf	Sprachstörungen, Orientierungsprobleme, Persönlichkeitsveränderungen, Vergesslichkeit, Aufmerksamkeitsstörungen	Persönlichkeits- und Verhaltensänderungen (begeht z. B. Ladendiebstähle, vernachlässigt Körperhygiene, ist gleichgültig oder aggressiv), Sprachstörungen
Vorkommen	60–70 % aller Demenzen[19]	15–30 % aller Demenzen[9]	ca. 5 % aller Demenzen[12]	bei 30 bis 40 % aller Parkinson-Kranken[33]	3–9 % aller Demenzen[17]
durchschnittliches Erkrankungsalter	> 65 Jahre[20]	> 70 Jahre[21]	> 65 Jahre[22]	> 70 Jahre[22]	zwischen 55 und 65 Jahre[23]
Durchschnittliche Lebenserwartung	7 Jahre[6]	5 Jahre[9]	7 bis 8 Jahre[11]	5 Jahre[14]	8 Jahre[17]

Sekundäre Demenzen

Sekundäre Demenzen werden durch eine andere Erkrankung, Vergiftungen oder Mangelzustände ausgelöst. Diese Grunderkrankung führt dann dazu, dass Nervenzellen im Gehirn des Betroffenen geschädigt werden. Ursachen sekundärer Demenzformen können u. a. sein:

- Diabetes Mellitus, Multiple Sklerose
- Störungen des Salzhaushaltes (z. B. Kalziumüberschuss im Körper)
- ausgeprägter Mangel an B-Vitaminen oder Folsäure
- Medikamentenmissbrauch
- Alkoholsucht
- Stoffwechselerkrankungen (z. B. Schilddrüsenunterfunktion)
- Epilepsie
- Vergiftungen durch Blei, Quecksilber, Toluol (Lösungsmittel), Benzol (in Benzin enthalten)

Wird der Auslöser einer sekundären Demenzform rechtzeitig entdeckt und geheilt, kann sich der Zustand des Patienten wieder verbessern.

2018 waren in Deutschland knapp 1,6 Mio. Menschen an Demenz erkrankt. Forscher schätzen, dass es 2050 bereits 2,7 Mio. sein werden.[24]

«Was sind erste Anzeichen von Demenz?»

CHARLOTTE R.

«Es ging damit los, dass sie den Geburtstag ihres Enkels vergaß», berichtet Charlotte über ihre Mutter. Auch ihre Wohnung sei immer unordentlicher geworden, und ständig habe sie Sachen verlegt. Charlottes Mama ist an Alzheimer erkrankt, und rückblickend waren dies die ersten Anzeichen der Erkrankung.

Wie ist es bei deinem Angehörigen? Ersetzt dein Partner viele Worte mit «Ding» oder «Sache»? Vernachlässigt dein Vater seine Körperpflege und ist auffällig gereizt? Schimmeln bei deiner Mutter plötzlich regelmäßig Lebensmittel im Kühlschrank, und du findest die Wohnungsschlüssel in der Salatschüssel? Das können erste Anzeichen von Demenz sein – müssen aber nicht. Denn die Gehirnleistung lässt im Alter nach, genauso wie die des Körpers. Das Denken wird langsamer, und insbesondere das Lernen von Neuem fällt den Senioren deutlich schwerer als in jüngeren Jahren. Schlechtes Sehen und Probleme beim Hören erschweren ihnen zusätzlich den Alltag.

Fallen dir bei deinem Angehörigen also Defizite auf, ist es wichtig, ihn mit Gleichaltrigen zu vergleichen. Geht es anderen in seinem Alter ähnlich? Dann handelt es sich sehr wahrscheinlich um altersbedingte Einschränkungen. Ist seine Vergesslichkeit deutlich größer oder seine Aufmerksamkeit viel reduzierter als beim durchschnittlichen Senior seines Alters, steckt womöglich eine Demenz dahinter.

Folgende Anzeichen können auf eine Demenz hinweisen: Der Betreffende ...

- wiederholt ständig die gleiche Frage, obwohl er die Antwort bereits erhalten hat;
- zeigt Aufmerksamkeitsstörungen, z. B. fällt es ihm schwer, einem Gespräch oder dem Fernsehprogramm zu folgen;
- zieht sich sozial zurück, sagt z. B. die Familienfeier ab oder vernachlässigt den jahrelang besuchten Kegelverein;
- hat Schwierigkeiten beim Gehen, schwankt z. B. oder läuft stockend;
- hat z. B. Probleme, das Besteck zu greifen oder vertraute Küchenmaschinen zu bedienen;

- vernachlässigt seine Körperhygiene und die Wohnung wird immer unordentlicher;
- vergisst zu essen, oder statt zu kochen, isst er nur noch kalt;
- braucht lange, um zu antworten oder etwas zu verstehen;
- kann Anweisungen nicht befolgen, wie «Decke bitte den Tisch»;
- fällt auf, weil sich seine Persönlichkeit ändert: z. B. wird ein ruhiger Zeitgenosse zunehmend cholerisch und aggressiv oder eine gesellige Seniorin teilnahmslos und traurig;
- verlegt Dinge, die du dann an ungewöhnlichen Orten findest, wie z. B. den Geldbeutel in der Besteckschublade;
- behauptet, dass ihm Sachen gestohlen wurden, du findest diese aber in seiner Wohnung;
- ändert sein Verhalten: isst z. B. maßlos, flucht viel oder verhält sich sexuell anzüglich;
- verteilt viele Notizzettel als Erinnerungsstütze im Haus;
- hat Probleme beim Schreiben, sein Schriftbild wird kleiner und unleserlicher;
- unterlässt ehemals lieb gewonnene Hobbys wie z. B. Musizieren oder Lesen;
- trifft nachteilige Entscheidungen, kauft z. B. acht Packungen Eier, obwohl er nur eine benötigt;
- will nachts zur Post oder weiß nicht, welches Datum, Monat oder Jahr wir aktuell haben;
- verläuft sich auf dem Weg zum bekannten Supermarkt, findet nicht mehr nach Hause;
- sieht oder hört Dinge oder Personen, die nicht real sind;
- ist mit komplexen Aufgaben wie Bankgeschäften überfordert;
- sucht nach Worten, ersetzt Worte z. B. mit «Ding» oder «Sache»; verwechselt Worte, sagt z. B. «Tisch» statt «Stuhl»;
- verliert beim Sprechen häufig den Faden.

Solltest du mehrere dieser Anzeichen bei deinem Angehörigen feststellen, dokumentiere sie. Wende dich dann mit deinen Aufzeichnungen an den Hausarzt deines Angehörigen und bitte ihn um eine Einschätzung.

Ignoriere die Symptome keinesfalls, denn hinter den Einschränkungen kann möglicherweise eine andere Krankheit stecken, die behandlungsbedürftig bzw. behandelbar ist. Sollte es Demenz sein, ist es wichtig, Gewissheit zu erhalten. Warum das so ist, erkläre ich dir in meiner Antwort auf die Frage «Warum sollte man auf eine Demenzdiagnose bestehen?» auf S. 60.

Nicht immer muss hinter den Symptomen eine Demenz stecken. Eine Depression z. B. kann ebenso zu Vergesslichkeit und verlangsamtem Denken führen.

«Wie verläuft eine Demenzerkrankung?»

SIBYLLE D.

Willys Ehefrau war überraschend gestorben, doch er kam gut allein klar. Er bereitete sich selbst kleine Mahlzeiten zu und ging regelmäßig zum Angeln. Einmal die Woche half ihm eine Putzfrau, seine Wohnung in Schuss zu halten. Als er immer vergesslicher wurde und ständig Sachen verlegte, diagnostizierte ein Facharzt die Alzheimer-Krankheit bei dem mittlerweile 76-Jährigen. Nach und nach wurden die Folgen der Krankheit immer drastischer: Willy vergaß zu essen, vermüllte seine Wohnung und verweigerte seiner langjährigen Putzfrau den Zutritt, da er sie für eine «dreckige Diebin» hielt. Als er schließlich seine eigene Tochter nicht mehr erkannte, war klar, dass er im zweiten Stadium von Alzheimer angekommen war.

Heute lebt Willy im Pflegeheim. Er kann nicht mehr gehen, und seit einigen Wochen spricht er nicht mehr. Er trägt Einlagen, da er Urin und Stuhlgang nicht mehr kontrollieren kann. Willys Alzheimer-Krankheit ist zum dritten Stadium fortgeschritten.

Allgemein wird die Demenzerkrankung in diese drei Stadien eingeteilt:

Stadium 1: Leichte Demenz	**Stadium 2: Mittelgradige Demenz**	**Stadium 3: Schwere Demenz**
vergisst neue Informationen und Ereignisse, verlegt Gegenstände	vergisst zusätzlich ältere Informationen, Ereignisse, Personen, z. B. wie das eigene Kind heißt	kann Urin und Stuhlgang nicht mehr kontrollieren
sucht nach den richtigen Worten, verliert den Faden, kann Gesprächen nicht mehr folgen	hat Probleme beim Planen, Entscheiden oder Probleme Lösen, z. B. beim Einkaufen, bei Bankgeschäften	verstummt
verläuft sich, weiß nicht, welcher Monat oder welches Jahr es ist	hat Schwierigkeiten beim Gehen und beim Benutzen der Hände, z. B. beim Verwenden der TV-Fernbedienung	ist bettlägerig
ist launischer und sturer als früher	wird schnell aggressiv oder weinerlich, entwickelt neue Ängste, wie z. B. Angst vor Dunkelheit	ist in sich gekehrt, scheint die Außenwelt kaum noch wahrzunehmen
zieht sich vom sozialen Umfeld, wie Familie, Verein etc., zurück	beschuldigt andere, macht Vorwürfe, befürchtet, vergiftet worden zu sein, erkennt sich selbst im Spiegel nicht mehr	sieht oder hört Dinge, Personen und/oder Tiere, die nicht real sind

Die Krankheitsstadien verlaufen fließend, und ihre Dauer ist individuell.

Die Stadien-Unterteilung entspricht primär der Alzheimer-Erkrankung und ist nur als grobe Orientierung zu verstehen. Denn der Verlauf einer Demenz hängt von diesen Faktoren ab:

Demenzform

Je nach Demenzform können bestimmte Symptome früher oder später auftreten. So haben z. B. Lewy-Körper-Demenz-Patienten sehr früh im Krankheitsverlauf Sinnestäuschungen und sehen oder hören Personen, Tiere oder Dinge, die nicht da sind. Bei Menschen mit Alzheimer oder vaskulärer Demenz zeigen sich diese Symptome normalerweise erst im letzten Stadium.

Bei Patienten mit frontotemporaler Demenz gibt es einen langsamen und schnellen Krankheitsverlauf. Außerdem sind bei der verhaltensbedingten Variante Verhaltens- und Persönlichkeitsveränderungen die ersten Symptome, was auf alle anderen Demenzformen nicht zutrifft.

Du möchtest Genaueres über die verschiedenen Demenzformen erfahren? Dann springe zur Frage «Welche Demenzformen gibt es?» auf S. 24.

Nebenerkrankungen

Vor allem Nebenerkrankungen, die die Blutversorgung des Gehirns negativ beeinflussen, wie z. B. Herzschwäche, können den Verlauf der Demenzerkrankung beschleunigen. Bei weiteren Fragen dazu wende dich bitte an den behandelnden Arzt.

Medikamente

Werden Alzheimer-Medikamente frühzeitig eingenommen, können diese den Verlauf um mehrere Monate bis zwei Jahre verzögern.[25] Wenn du dazu Fragen hast, wende dich auch in diesem Fall bitte an den behandelnden Arzt.

Nicht medikamentöse Maßnahmen, die den Verlauf der Erkrankung hinauszögern

Soziale Kontakte, Ergotherapie und guter, ausreichender Schlaf sind drei Maßnahmen, um den Verlauf der Erkrankung hinauszuzögern. Mehr dazu findest du in meiner Antwort auf die Frage «Wie kann ich das Fortschreiten der Demenz verlangsamen?» auf S. 66.

Unbekannte Faktoren

Für alle fortschreitenden Demenzen wie Alzheimer, vaskuläre Demenz, Lewy-Körper-Demenz, Parkinson-Demenz oder frontotemporale Demenz gilt: Wir wissen zwar – zumindest in großen Teilen –, was während der Erkrankung im Gehirn passiert, aber die Forscher haben immer noch nicht herausgefunden, was dies verursacht. Daher ist es möglich, dass bisher noch unbekannte Faktoren wie Gene oder Umwelteinflüsse den Verlauf einer Demenz beeinflussen.

> **Der Krankheitsverlauf wird von diversen, vermutlich teilweise noch unbekannten Faktoren beeinflusst.**

«Mein Vater bekommt alles mit und leidet extrem. Wie lange dauert es, bis er die Demenz nicht mehr wahrnimmt?»

SVEA M.

Mit voller Wucht schlägt sich Ludwig gegen seine Stirn: «Wieso funktioniert mein Gehirn nicht mehr richtig?», brüllt er wütend. Gleichzeitig füllen sich seine Augen mit Tränen. Ludwig spürt, dass seine geistigen Fähigkeiten immer mehr nachlassen, und kämpft verzweifelt dagegen an. Hast du etwas Ähnliches bei deinem Angehörigen erlebt?

Ludwig ist einer der Demenzkranken, die ihre immer größer werdenden Defizite wahrnehmen. Meist sind das Betroffene, die sich noch im ersten Stadium oder in der frühen Phase des zweiten Stadiums der Erkrankung befinden (siehe dazu «Wie verläuft eine Demenzerkrankung?» auf S. 37). Ausnahmen sind möglich, zumal die Stadien schwierig abzugrenzen sind.

Es gibt keine verlässlichen Werte, wie lange Menschen wie Ludwig den Fortschritt der Erkrankung mitbekommen. Vor allem die Demenzform (siehe dazu «Welche Demenzformen gibt es?» auf S. 24), Nebenerkrankungen, Behandlung (siehe dazu «Wie wird Demenz behandelt?» auf S. 46) und vermutlich weitere unbekannte Faktoren beeinflussen den Verlauf der Krankheit.

Kannst du dich an einen Tag erinnern, an dem alles schiefgelaufen ist? Vielleicht hast du dir «Wie kann man so blöd sein?» an den Kopf geworfen und dich möglichst früh ins Bett verkrochen. Menschen mit Demenz geht es jeden Tag so. Gleichzeitig ist ihnen zu Beginn ihrer Erkrankung bewusst, dass sich ihr Zustand immer weiter verschlechtern wird, was ihnen große Angst vor der Zukunft macht. Wirkt dein Angehöriger immer häufiger energielos, niedergeschlagen oder ist gegen sich selbst oder andere aggressiv, weise den behandelnden Arzt unbedingt darauf hin. Denn viele Demente haben zusätzlich mit Depressionen zu kämpfen, und Medikamente können helfen, ihre Stimmung wieder zu verbessern.

Zu sehen, wie dein Angehöriger leidet, ist für dich kaum zu ertragen? Das kann ich absolut verstehen. Es zeigt, wie wichtig er dir ist. Leider kannst du die Demenz nicht wegzaubern, doch ich gebe dir hier einige wichtige Tipps, wie du dem Demenzkranken helfen kannst:

Ignoriere seine Fehler

Ständig in seinem Verhalten, seinen Aussagen oder Formulierungen korrigiert zu werden, ist für einen Demenzkranken zutiefst verletzend. Es ist – drastisch formuliert –, als würdest du auf einen Verwundeten, der am Boden liegt, noch zusätzlich eintreten. Hast du dir das schon mal so verdeutlicht? Kein Wunder, dass dein Angehöriger wütend, abwehrend oder frustriert auf deine Verbesserungen reagiert. Verzichte daher ab sofort darauf. Er hat einen Termin vergessen? Erwähne es nicht und vereinbare einfach einen neuen. Er sagt «Nudeln» statt «Reis»? Egal! Er trägt seinen Pulli falsch rum? Hauptsache, ihm ist warm.

Solltest du deinen Angehörigen bis jetzt korrigiert haben, darfst du dir dies verzeihen. Du wusstest es nicht besser. Lass das hinter dir und freue dich, ihn zukünftig liebevoll zu unterstützen.

Lobe ihn

Ich bin mir sicher, du kümmerst dich großartig um deinen dementen Angehörigen! Wie fühlt es sich an, das zu lesen? Ein ehrlich gemeintes Lob tut jedem gut. Vor allem, wenn es einem schlecht geht. Mach dir das zunutze und schenke dem Demenzbetroffenen so oft wie möglich ein Lob. Fokussiere dich auf das, was er noch kann, statt auf das, was er verloren hat.

Vergiss Fragen

Wie oft höre ich Angehörige den Demenzkranken fragen: «Weißt du noch, wie ich heiße?» Dabei stellen sich mir die Nackenhaare auf. Denn wie glaubst du, geht es dem Demenzbetroffenen, wenn er die Frage nicht beantworten kann? Richtig, miserabel! Ich bin mir sicher, dass dies überhaupt nicht die Absicht des Fragenden ist, im Gegenteil, er will vermutlich helfen. Aber vor allem mit Wissensfragen weist du den Demenzbetroffenen immer wieder auf seine Defizite hin – du streust quasi Salz in eine offene Wunde.

Ich bin ein großer Fan davon, Demenzkranken überhaupt keine Fragen zu stellen. Wie das gehen soll? Tausche Fragen gegen Aussagen aus. Also, statt zu fragen: «Willst du Karotten oder Erbsen?», sagst du: «Es gibt Karotten», und wartest seine Reaktion ab. Reagiert er nicht oder negativ, biete ihm Erbsen an, indem du sagst: «Es gibt Erbsen», und schau auch hier, wie er reagiert. Mit den Aussagen überlässt du dem Demenzpatienten immer noch die Wahl, was er lieber mag. Gleichzeitig nimmst du von ihm den Druck, reagieren zu müssen, falls er es nicht können sollte.

Zugegeben: Mir ist es zu Beginn auch schwergefallen, Fragen zu vermeiden. Wir sind es einfach gewohnt zu fragen, wenn wir etwas von jemandem wissen wollen. Gib dir Zeit zu üben und werde kreativ darin, wie du Fragen in Aussagen ummünzen kannst. Vielleicht könntet ihr das sogar vorab in der Familie oder im Helferkreis ohne den Dementen ausprobieren. Ich verspreche dir, mit dieser Änderung wird sich dein demenzbetroffener Angehöriger deutlich besser fühlen.

Lenke auf etwas Positives

Stell dir vor, du sitzt zu Hause und bist traurig, dass dein geliebter Angehöriger Demenz hat. Deine Gedanken kreisen um Fragen wie «Warum gerade er?» oder «Mache ich alles richtig?». Plötzlich klingelt es. Deine beste Freundin steht vor der Tür und strahlt dich an. Sie hakt sich bei dir unter und spaziert mit dir zur nächsten Eisdiele. Jetzt erst fällt dir auf, dass das Wetter traumhaft ist. Während dir deine Freundin begeistert von ihrem neuen Job erzählt und dir leckeres Vanilleeis auf der Zunge zergeht, vergisst du für einen Moment deine Sorgen.

Nimm dir vor, solche positiven Erlebnisse für dich selbst und für deinen Angehörigen zu schaffen. So bringst du ihn von seinen trübsinnigen Gedanken ab und verringerst die Gefahr, zusätzlich an einer Depression zu erkranken.

Überlege also: Was macht ihm Spaß? Was wollte er früher

schon immer tun? Welche einfache Aufgabe kannst du ihm geben, die ihm Selbstvertrauen schenkt?

Sei kreativ und probiere aus. Am Freitag macht ihm vielleicht ein Picknick Freude, am Sonntag ist vielleicht Malen mit Wasserfarben das Richtige. Sei flexibel und erstelle eine Liste mit möglichen schönen Aktivitäten und Aufgaben. Denke dabei an frühere Hobbys oder positive berufliche Erfahrungen.

Übrigens: Gedächtnisspiele wie Memory & Co sind nur o.k., solange der Demente Spaß daran hat. Zeigt dein Angehöriger Anzeichen von Stress wie körperliche Anspannung, eine zusammengezogene Stirn oder Unruhe, unterbrich das Spiel, indem du sagst: «Ich habe keine Lust mehr» oder «Ich brauche eine Pause». So vermeidest du es, den Demenzpatienten bloßzustellen. Gönne ihm eine Ruhephase. Achte dabei darauf, dass er vor Lärm und Menschen abgeschirmt ist. Setzt euch z. B. gemeinsam im Garten auf eine Bank und beobachtet die Vögel, ohne zu reden. Bist du dir unsicher, rate ich dir, Gedächtnisspiele gänzlich zu unterlassen, da diese ähnlich wie Fragenstellen den Demenzkranken schnell unter Druck setzen können.

Übrigens: Nicht jeder Mensch mit Demenz durchlebt den Abbau seiner geistigen und körperlichen Fähigkeiten negativ. Der 84-jährige Fritz nahm es mit Humor. Bei jedem seiner Missgeschicke grinste er mich spitzbübisch an und meinte: «Ich darf das, ich hab Demenz.»

Wie lange ein Demenzkranker seine Defizite wahrnimmt, ist individuell. Unterstütze ihn, indem du seine Fehler ignorierst, ihn lobst, sinnvoll beschäftigst und Fragen unterlässt.

«Was ist der Unterschied zwischen Demenz und Alzheimer?»

MARIANNE H.

Eine meiner ersten Fragen, wenn ich mit einem Angehörigen spreche, lautet: «An welcher Demenzform ist der Betroffene erkrankt?» Oft ernte ich dann ratlose Blicke. Viele wissen nicht, dass Demenz der Überbegriff für über 50 Erkrankungen ist, die das Gehirn schädigen. Alzheimer ist z. B. eine davon und kommt weltweit am häufigsten vor. Weitere bekannte Demenzformen sind die vaskuläre Demenz, Lewy-Körper-Demenz, Parkinson-Demenz und frontemporale Demenz. Du möchtest mehr zu diesen Demenzformen wissen? Dann blättere zu S. 24 zur Frage «Welche Demenzformen gibt es?».

Übrigens: Viele Betroffene erhalten die Diagnose einer Mischform, also z. B. Alzheimer mit vaskulärer Demenz oder Alzheimer mit Lewy-Körper-Demenz. Dies liegt daran, dass entweder Anzeichen beider Demenzformen vorliegen oder diese nicht klar zuzuordnen sind. Denn bis heute ist die Diagnose «Demenz» eine sogenannte Ausschlussdiagnose. Das heißt, es gibt keine Möglichkeit, direkt auf Demenz zu testen. Stattdessen wird die Krankheit dann diagnostiziert, wenn mehrere Anzeichen darauf hindeuten und andere mögliche Erkrankungen ausgeschlossen wurden.

Die verschiedenen Demenzformen verlaufen teilweise unterschiedlich. Bei Alzheimer z. B. stehen zu Beginn der Erkrankung Vergesslichkeit und Probleme bei der Orientierung im Vordergrund. Leidet dein Angehöriger an verhaltensbedingter frontotemporaler Demenz, wird er eher aggressives und asoziales Verhalten zeigen (erfahre mehr in meiner Antwort auf die Fragen «Welche Demenzformen gibt es?» auf S. 24). Um dich bestmöglich auf die Symptome und den Verlauf der Erkrankung einstellen zu können, ist es wichtig, dass du die genaue Diagnose des Demenzbetroffenen kennst.

Bist du dir unsicher, an welcher Demenzform dein Angehöriger erkrankt ist, frage unbedingt beim behandelnden Arzt nach. Beachte, dass du, um über den Demenzbetroffenen Auskunft zu erhalten, eine gültige Vollmacht von ihm benötigst oder du vom Gericht als rechtlicher Betreuer für die Gesundheitssorge eingesetzt sein musst. Hat eine andere Person die rechtliche Betreuung in diesem Bereich übernommen, bitte sie, die genaue Diagnose zu erfragen. Unterstützung zu den Themen Vollmacht und rechtliche Betreuung erhältst du – meist sogar kostenfrei – bei Betreuungsvereinen (Adressen und Links siehe Serviceteil ab S. 243).

Demenz ist ein Überbegriff für unterschiedliche Erkrankungen des Gehirns. Alzheimer ist eine davon.

«Wie wird Demenz behandelt?»

SOPHIE E.

Du siehst, wie dein Angehöriger immer hilfsbedürftiger wird, und du wünschst dir nichts mehr, als dass er von dieser tückischen Erkrankung geheilt wird? Ich bin ganz bei dir – wie Millionen anderer Familienmitglieder und Freunde von Dementen. Ein Heilmittel gibt es derzeit nicht, wohl aber unterschiedliche Behandlungsmöglichkeiten. Aktuell wird bei Demenz zwischen medikamentöser und nicht medikamentöser Behandlung unterschieden:

Medikamentöse Behandlung

Obwohl primäre Demenz (in meiner Antwort auf die Frage «Welche Demenzformen gibt es?» auf S. 24 erkläre ich dir den

Unterschied zwischen primärer und sekundärer Demenz) schon vor über 100 Jahren entdeckt wurde, rätseln Wissenschaftler bis heute, was diese konkret auslöst. Und ohne die Ursache zu kennen, ist die Entwicklung eines Heilmittels so gut wie unmöglich. Die einzigen speziellen Medikamente gegen Demenz sind bisher sogenannte Antidementiva. Diese sollen die Gehirnleistung bei der Alzheimer-Krankheit verbessern und so die Verschlechterung der Erkrankung hinauszögern; teilweise werden diese auch bei Parkinson-Demenz eingesetzt. Antidementiva haben allerdings teilweise starke Nebenwirkungen und können mit der Zeit sogar ihre Wirkung verlieren. Es gibt auch Patienten, die auf Antidementiva überhaupt nicht ansprechen. Für die Behandlung anderer Demenzformen, wie z. B. frontotemporale Demenz, sind Antidementiva meistens nicht geeignet.

Ginkgo biloba soll laut einigen Untersuchungen das Blut verdünnen und die Blutgefäße erweitern, was zu einer besseren Durchblutung des Gehirns und dementsprechend einer Milderung der Demenzsymptome führen kann.[26] Andere Studien kommen wiederum zu dem Ergebnis, dass Ginkgo biloba unwirksam ist[27] – die Datenlage ist also nicht eindeutig.

Bei Fragen zu Medikamenten wende dich an den behandelnden Arzt. Auch pflanzliche Mittel sollten nur nach Rücksprache mit ihm eingenommen werden.

Nebenwirkungen der Demenz wie Schlaflosigkeit, Halluzinationen, Depressionen oder Aggression können ggf. medikamentös (z. B. Schlafmittel, Antipsychotika, Antidepressiva) gelindert werden.

Abhängig von ihrer Ursache kann auch eine sekundäre Demenz behandelt werden, etwa, indem Alkohol- oder Medikamentenmissbrauch eingestellt wird. Häufig kann dadurch zumindest das Fortschreiten der Gehirnschäden aufgehalten werden.

Nicht medikamentöse Behandlung

Psychotherapie – Es gibt keine spezielle psychotherapeutische Ausrichtung für Menschen mit der Diagnose Demenz. Sowieso ergibt diese nur so lange Sinn, solange der Kranke Ausführungen des Psychotherapeuten verstehen kann. Ziel einer Psychotherapie ist es primär, die Diagnose zu verarbeiten und Wohlbefinden zu fördern.

Selbst-Erhaltungs-Therapie (SET) – SET wurde von der Psychologin Dr. phil. Barbara Romero vor über 30 Jahren entwickelt. Das Programm verfolgt das Ziel, das Selbstwertgefühl und die Lebensqualität des Demenzkranken zu steigern. Im ersten Schritt werden die Ressourcen des Demenzbetroffenen ermittelt. Zu was ist der Betroffene noch fähig? Kann er noch gehen, backen, Fahrradfahren, singen, essen? Anhand seiner noch vorhandenen Fähigkeiten wird die nötige Versorgung festgelegt. Das kann sein: Beschäftigung (z. B. Musiktherapie), Anpassung der Wohnung (z. B. die Reduktion von Dekoration oder die Installation ausreichender Beleuchtung), Feststellung von Hilfsmitteln (z. B. Duschhocker zum Hinsetzen während des Duschens) oder externe Hilfe (z. B. durch eine ambulante Pflegekraft, die beim Duschen unterstützt). Im letzten Schritt wird der festgestellte Hilfsbedarf organisiert.

Eines der Grundprinzipen von SET ist: Das, was der Demente nicht mehr kann, wird auch nicht geübt, da ihm dies sein eigenes Unvermögen demonstrieren würde. Stattdessen wird der Fokus auf die verbleibenden Fähigkeiten gelegt und die Grundlagen dafür geschaffen, dass der Demente diese leben kann.

SET wird von verschiedenen Psychiatrischen Kliniken angeboten und kann ambulant, stationär oder teilstationär durchgeführt werden.[28] Die Krankenkasse des Betroffenen kann dir helfen, einen Anbieter in der Nähe zu finden.

Musik- und Kunsttherapie

Berta ist in sich gekehrt und verstummt. Durch die Menschen in ihrem Umfeld scheint sie hindurchzusehen. Doch sobald die ersten Klänge ihres Lieblingsliedes erklingen, strahlen ihre Augen, und sie schunkelt fröhlich im Rhythmus.

Berta ist keine Ausnahme. Mit Musik und Kunst können wir Menschen, die in ihrer Kommunikation eingeschränkt sind, außerhalb von Sprache auf emotionaler Ebene erreichen. Gleichzeitig fördert kreative Therapie das Selbstwertgefühl und mindert Stress.

Musik- und Kunsttherapie werden von den gesetzlichen Krankenkassen leider nicht übernommen.

Ergotherapie

Der Ergotherapeut assistiert den Kranken dabei, seine Fertigkeiten zu erhalten und gleichzeitig die alltäglichen Aufgaben den noch vorhandenen Fertigkeiten anzupassen. So unterstützt der Therapeut z. B. dabei, Gerichte so zu vereinfachen, dass die einst leidenschaftliche Köchin weiterhin selbstständig kochen kann. Eine Fotodokumentation dient ihr außerdem als Erinnerungsstütze. Oder es werden gemeinsam Aufbewahrungsorte für bestimmte Gegenstände bestimmt, die dann entsprechend bebildert werden. Gemeinsam mit dem Klienten entwickelt der Ergotherapeut Routinen, die Stress reduzieren und die Selbstständigkeit erhalten.

Ergotherapie wird bei einer Demenzdiagnose aktuell noch von der gesetzlichen Krankenkasse bezahlt. Bitte den behandelnden Arzt um ein Rezept. Oft weigern sich Ärzte, ein Kassenrezept auszustellen, mit dem Argument, ihr Budget sei begrenzt. Weise den Arzt deines Angehörigen daher unbedingt darauf hin, dass dieses Rezept sein Budget nicht belastet.

Sollte der Demenzbetroffene privat versichert sein, frage direkt bei der Krankenkasse nach.

Biografiearbeit

Dieses Konzept zielt darauf ab, das Langzeitgedächtnis des Betroffenen zu aktivieren, sein Selbstwertgefühl zu steigern und seine Identität zu stärken. Als Grundlage wird in Zusammenarbeit mit den Angehörigen die Biografie des Kranken erstellt. Dabei geht es nicht nur darum, die reinen Fakten zu erfassen, wie z. B. die Geburt des ersten Kindes, sondern auch zu dokumentieren, wie dieses Ereignis vom Demenzpatienten empfunden wurde. Die Demenz-Expertin Nicole Richard bezeichnete die Biografie als «eine Art Puzzle des Lebens»[29]. Diese Puzzleteile bilden die Persönlichkeit des Menschen maßgeblich. Bei einer Demenzerkrankung gehen einzelne Puzzleteile verloren, was der Kranke als sehr bedrohlich empfinden kann. In der Biografiearbeit wird versucht, dem Demenzbetroffenen diese verlorengegangenen Erinnerungen zurückzugeben. Dafür werden Gegenstände genutzt, die die Erinnerung aktivieren sollen. Das Hochzeitsfoto kann z. B. an die Ehefrau erinnern oder der Geruch von Schwarztee an das Lieblingsgetränk. Gelingt es dadurch, Erinnerungen zu reaktivieren, kommen in dem Dementen positive Gefühle hoch: «Ja, das bin ich» oder «Genau das macht mich aus».

Elementar ist allerdings, dass Fragen unterlassen werden, da diese beim Demenzkranken Stress erzeugen und ihm seine Defizite vor Augen halten. Die Folge: Der Betroffene fühlt sich wertlos, seine Stimmung sinkt, er reagiert ablehnend, depressiv oder aggressiv. Auch traumatische Erlebnisse wie z. B. Krieg oder der Verlust eines geliebten Menschen sollten unbedingt ausgespart werden.

Biografiearbeit wird in den meisten Betreuungsgruppen, Tagespflegen und Seniorenheimen angeboten. Geschulte Betreuungskräfte können auch über einen ambulanten Pflegedienst gebucht werden, sodass die Biografiearbeit beim Demenzpatienten zu Hause stattfinden kann (Adressen und Links dazu findest du im Serviceteil ab S. 243).

Physiotherapie
Körper und Geist sind miteinander verbunden. Körperliche Aktivität verbessert die Durchblutung des gesamten Körpers – inklusive des Gehirns. Daher wirkt sich Physiotherapie auch positiv auf die Gehirnleistung aus. Mit Krankengymnastik, Massagen oder Elektro- bzw. Hydrotherapie versucht der Therapeut, so lange wie möglich die Bewegungsfähigkeit des Dementen zu erhalten und Stürzen und Bettlägerigkeit vorzubeugen. Für Physiotherapie bei Demenz kann der behandelnde Arzt ein Rezept ausstellen.

Logopädie
Schluckstörungen, durch die sich der Betroffene häufig verschluckt oder gar nicht mehr schlucken kann, ereilen fast jeden Demenzbetroffenen, sobald die Erkrankung weit fortgeschritten ist. Ein Logopäde kann mit Stimulation des Schluckreflexes und Training von Schlucken und Zungenbeweglichkeit den Schluckakt positiv beeinflussen und dadurch möglicherweise künstliche Ernährung vermeiden. Bitte den behandelnden Arzt um ein Rezept.

Sprachstörungen können meist nur begrenzt – abhängig von den geistigen Fähigkeiten des Betroffenen – und im Anfangsstadium behandelt werden.

Basale Stimulation®
«Ich spüre mich nicht mehr», sagt Sieglinde traurig zu mir. Menschen mit Demenz verlieren im Laufe der Erkrankung die Fähigkeit, ihren eigenen Körper und ihre Umwelt wahrzunehmen. Basale Stimulation ist ein einfach durchzuführendes Verfahren, das die Sinne des Demenzpatienten anspricht. Es fördert seine Wahrnehmung und bietet gleichzeitig die Gelegenheit, eine vertrauensvolle Beziehung aufzubauen und Sicherheit zu vermitteln.

Bei der Basalen Stimulation® werden gezielt einfache Körperimpulse auf den fünf Sinnesebenen Sehen, Riechen, Schmecken, Hören und Fühlen gesetzt. Das können z. B. Massagen oder Waschungen mit beruhigenden oder anregenden Düften wie Lavendel oder Orange sein, verschiedene Materialien zum Ertasten (Wolle, Schmirgelpapier, Seide etc.) oder Speisen zum Schmecken (Honig, Schokolade, Quark etc.).

Dabei ist es wichtig, die Vorlieben und Abneigungen des Demenzbetroffenen zu kennen. Möchte dein Angehöriger ungern am Kopf angefasst werden, unterlasse es. Verabscheut der Demenzbetroffene Joghurt, biete ihm stattdessen Grießbrei als Geschmacksanregung.

Die Basale Stimulation® unterscheidet sich von alltäglichen Verrichtungen wie Waschen oder Essen dadurch, dass sie besonders bewusst durchgeführt wird. Die Atmosphäre dabei sollte ruhig und intim sein.

Gedächtnistraining

Memory spielen, Lieder erraten oder Sprichwörter ergänzen sind typische Gedächtnistrainings, die häufig in Seniorenheimen, Tagespflegen und Betreuungsgruppen durchgeführt werden. Ich stehe ihnen mittlerweile kritisch gegenüber. Denn wie geht es Oskar, der am Ende des Memory-Spiels kein einziges Paar gefunden hat? Wie Renate, der alle Lieder fremd sind, oder Traudl, der das Sprichwörterergänzen viel zu schnell geht? Richtig, sie fühlen sich minderwertig. Stellst du Fragen, und der Demenzbetroffene kann sie nicht beantworten, streust du wieder und wieder Salz in die Wunde. Um den Dementen zu schützen, rate ich von Beschäftigungen mit Wettbewerbscharakter ab – es sei denn, der Demenzbetroffene hat offensichtlich Spaß daran.

Tiergestützte Therapie

Gisela war heute extrem unruhig gewesen. Sie war ständig auf und ab gegangen, hatte auf Ansprache aggressiv reagiert und ihr Essen verweigert – bis Berta, das Huhn, kam. Als Gisela das braune Huhn auf dem Arm des Ehrenamtlichen sah, hielt sie sofort inne, und ein Lächeln huschte über ihr Gesicht. «Putputputputput», sagt sie liebevoll, während das Huhn nun auf ihrem Schoß steht. Gisela hatte als junges Mädchen die Hühner auf dem Bauernhof ihrer Eltern versorgt und reagierte daher so positiv auf die Begegnung mit dem Huhn.

Tiere können bei Menschen mit Demenz wahre Wunder vollbringen! Der verschlossene ehemalige Hundebesitzer hat wieder Lebensenergie, und der Bettlägerige streichelt sanft über das Fell der Katze. Viele Demenzbetroffene öffnen sich Tieren viel schneller als Menschen.

Zur tiergestützten Therapie gehört jede Interaktion mit einem Tier sowie die Versorgung des Tieres. Auch dabei ist es wieder wichtig, die persönlichen Vorlieben des Kranken zu beachten. Ein Demenzpatient, der Angst vor Hunden hat, wird von einer Begegnung mit ihnen nicht profitieren, im Gegenteil.

Außerdem dürfen nur absolut zahme und geduldige Tiere in die Nähe von Demenzkranken, da es durchaus sein kann, dass der Erkrankte das Tier unabsichtlich grob anfasst. Deshalb solltest du ihn mit dem Tier auch nie allein lassen.

Leider werden in Pflegeheimen und Tagespflegeeinrichtungen Treffen mit Tieren nur selten ermöglicht. Die Haltung von Tieren ist zu aufwendig, aus hygienischen Gründen nicht möglich, oder es mangelt an Ehrenamtlichen, die mit ihrem zahmen Tier die Demenzbetroffenen besuchen.

Dein Angehöriger hatte früher einen Hund, eine Katze oder Hasen und diesen geliebt? Dann höre dich in deinem Bekanntenkreis um, ob ihn jemand mit einem zahmen Tier besuchen kann. Alternativ kannst du auch eine Anzeige schalten, z. B. kostenfrei über Ebay-Kleinanzeigen. Vor allem in größeren Städten gibt es ehrenamtliche Besuchsdienste, deren Tiere sogar speziell geschult sind. Einige Adressen dazu findest du im Serviceteil ab S. 243.

Eine weitere Möglichkeit ist, mit deinem demenzkranken Angehörigen Urlaub auf einem Bauernhof mit Tieren zu machen. Im Serviceteil ab S. 243 habe ich dir einige Anbieter aufgelistet. Beachte dabei auch meine Antwort auf die Frage «Wie oder was muss ich beachten, wenn ich mit meiner Mutter in den Urlaub fahren möchte? Ist das überhaupt gut?» auf S. 229.

> **Die Krankenkasse des Betroffenen oder Pflegestützpunkte (siehe Serviceteil ab S. 243) unterstützen dich bei der Anbietersuche von nicht medikamentösen Behandlungen.**

«Was verschlechtert Demenz?»

MAIKE L.

Oma Christel war gestürzt und hatte sich den Oberschenkelhals gebrochen. Eine Operation war unausweichlich. «Davor kam sie noch einigermaßen allein zurecht – trotz Alzheimer», erzählt mir ihre Enkelin Maike. Doch die OP und die damit verbundene Narkose verschlechtert Christels Demenz schlagartig: Plötzlich kann sie nur noch abgehackt sprechen und nässt sich ein. Außerdem wirkt sie orientierungslos und verwirrt.

Narkosen sind dafür bekannt, dass sie einen Verschlechterungsschub bei Demenz auslösen können. Manchmal erholt sich der Demenzbetroffene davon wieder etwas, meist jedoch nicht. Steht bei deinem Angehörigen eine Operation an, kläre mit dem behandelnden Arzt, ob eine Narkose unbedingt nötig ist. Auch die folgenden Faktoren können Demenz verschlechtern:

Einsamkeit

Einsamkeit ist oft ein unterschätzter Faktor im Zusammenhang mit Demenz. Das Gefühl von Einsamkeit kann beim Betroffenen eine Depression auslösen, was Vergesslich- oder Orientierungslosigkeit verschlimmert. Dabei empfindet jeder Mensch Einsamkeit individuell. Für Willy ist es z. B. wichtig, täglich seine Kumpels zu treffen, Maria braucht zwischendurch Zeit für sich allein und ist zufrieden, wenn sie ihre Freundinnen zwei Mal die Woche beim Kaffeeklatsch sieht.

Frage dich also, was für ein Typ ist dein Angehöriger? War er schon immer sehr gesellig oder eher introvertiert? Dann schau dir seinen aktuellen Alltag an: Wie häufig und wie lange hat er Kontakt zu anderen Menschen? Ist das für ihn persönlich ausreichend? Beachte dabei, dass sich die meisten Demenzkranken aus Scham über ihre Defizite vor ihren Mitmenschen zurückziehen. Plötzlich wird der heiß geliebte Stammtisch nicht mehr besucht oder nach über 50-jähriger Mitgliedschaft aus dem Angelverein ausgetreten. Für unser Gehirn ist Interaktion mit anderen Menschen allerdings sehr wichtig. Ich hatte immer große Freude daran, den Umgang unserer Tagesgäste miteinander zu beobachten: Da wurde zusammen gekichert, miteinander diskutiert oder geschimpft. All das trainiert das Gehirn und verzögert die Verschlechterung der Demenzerkrankung. Daher appelliere ich eindringlich an dich: Sorge dafür, dass dein Angehöriger ausreichend soziale Kontakte hat. Der Vorteil dabei ist auch, dass du diese gewonnene Zeit für dich nutzen kannst. Tagespflegeeinrichtungen, Begegnungsstätten oder Betreuungsgruppen sind ideal. Häufig holen sie den Dementen sogar ab und bringen ihn wieder nach Hause (Adressen und Links findest du im Serviceteil ab S. 243). Alternativ lade regelmäßig alte Bekannte deines

Angehörigen ein und gehe mit ihm raus. Geht gemeinsam in den Supermarkt, in ein Café oder in den Park. Das wird euch beiden guttun!

Schwerhörigkeit

Du hörst das Auto von Weitem und kannst dadurch abschätzen, dass du noch ausreichend Zeit hast, die Straße zu überqueren. An der nächsten Ecke triffst du Thomas, der dir begeistert von seinem Kroatien-Urlaub erzählt, und im Supermarkt läuft der Song, dessen Text dich jedes Mal nachdenklich stimmt.

Unser Gehör schenkt uns Orientierung, geistige Anregung und ermöglicht uns den Austausch mit anderen. Leidet ein Demenzpatient zusätzlich an Hörverlust, verschlechtert dies dementsprechend die Demenzsymptome. Du hast den Verdacht, dass dein dementer Angehöriger schlecht hört? Vereinbare unbedingt einen Termin beim Hals-Nasen-Ohrenarzt.

Mangelnde geistige und körperliche Aktivität

Vor Kurzem habe ich festgestellt, dass mir Kopfrechnen mittlerweile viel schwerer fällt als früher. Warum? In erster Linie, weil ich es im Alltag kaum noch nutze. Schließlich ist das Smartphone mit dem integrierten Taschenrechner immer griffbereit. Geht es dir auch so?

So ist es mit allen unseren Fähigkeiten: Trainieren wir unser Gehirn nicht, wird seine Leistung immer schlechter. Bei einem Menschen mit Demenz wirkt sich das, da er ohnehin schon starke Einschränkungen hat, umso massiver aus. Auch körperliche Aktivität fördert übrigens die Gehirnleistung, da das Gehirn unsere Bewegungsabläufe steuern muss. Fokussiere bei der Auswahl an Aktivitäten auf die, die der Demenzkranke noch kann, z. B. Hilfstätigkeiten beim Kochen, Gartenarbeit, Lesen oder Vorlesen. Das Ergebnis sollte immer zweitrangig sein. Lobe dabei jede Bemühung!

Vitamin-B12-Mangel

Ausreichend Vitamin B12 ist wichtig für eine gesunde Blut- und Zellbildung sowie Nervenfunktion. Folglich kann ein Mangel Demenz verschlechtern. Ob bei deinem Angehörigen ein Vitamin B-Mangel vorliegt, kann der Arzt über einen Blutest herausfinden. Vitamin B12 sollte nur in Absprache mit dem behandelnden Arzt zusätzlich zugeführt werden.

Depression

Freudlosigkeit und Energielosigkeit bis hin zu Suizidgedanken sind die Hauptanzeichen von Depression. Jeder fünfte Mensch mit Demenz entwickelt zusätzlich eine Depression.[30] Diese verstärkt Demenzdefizite wie Sprach- oder Bewegungsstörungen, Orientierungslosigkeit und Konzentrationsstörungen.

Je nach Ursache kann die Depression mit Antidepressiva behandelt werden. Du hast den Verdacht, der Demenzbetroffene leidet auch an einer Depression? Wende dich umgehend an den behandelnden Arzt.

Bluthochdruck

Dauerhafter Bluthochdruck schadet den Blutgefäßen. Durch den erhöhten Druck verlieren die Gefäße an Elastizität, und die Gefahr einer Verstopfung der Gefäße steigt. Außerdem kann es sein, dass das Gehirn nicht ausreichend mit Sauerstoff und Nährstoffen versorgt wird und sich infolgedessen Demenzfolgen wie Sprach- oder Konzentrationsstörungen verschlimmern. Da Bluthochdruck bei älteren Menschen sehr häufig vorkommt, überprüft dies der behandelnde Arzt normalerweise routinemäßig. Bist du dir diesbezüglich unsicher, frage nach.

Der Verlust von nahestehenden Personen oder Haustieren

Demenzkranke vergessen und fühlen sich dadurch verloren. Das ist, als würdest du in einem fremden Wald stehen, ohne Karte oder Smartphone, und kannst dich nicht mehr an den Rückweg erinnern. Manche Mitmenschen oder Haustiere geben Demenzpatienten ein letztes Gefühl von Sicherheit. Wie bei Erich: Über zehn Jahre lang hatte er schon seine treue Dackeldame Susi. Susi half ihm, seinen Tag zu strukturieren. Verlegte Erich etwas, war natürlich Susi schuld – wie praktisch! Nachdem Susi verstorben war, verstand Erich die Welt nicht mehr. Nächtelang wanderte er in seiner Wohnung auf und ab und verweigerte sogar den sonst heiß geliebten Grießbrei.

Da Demente den Verlust eines Menschen oder Haustiers oft geistig nicht mehr begreifen können, leiden sie besonders darunter. Häufig glauben sie, verlassen worden zu sein, und fühlen sich dadurch wertlos. All dies verschlimmert die ohnehin schon vorhandenen Einschränkungen durch die Demenz.

Den Demenzbetroffenen vor Verlust zu bewahren, wirst du nie ganz schaffen. Menschen sind nun mal unersetzlich. Gib deinem Angehörigen Zeit, auf seine Art und Weise zu trauern. Mache ihm immer wieder Angebote, die ihm Freude bereiten, um ihn von seinen trübsinnigen Gedanken abzulenken. Und Susi ist vielleicht doch ersetzbar: Erich erhielt von seiner Tochter eine «neue» Susi – mit den Worten «Ich habe die Ausreißerin gefunden!».

Andere Erkrankungen

Autoimmunerkrankungen, Diabetes, Chronische Bronchitis, Gewebeschäden von Organen, vor allem der Lunge, durch z. B. Tabakrauch oder Feinstaub (Emphysem), Infektionen (z. B. Syphilis, Herpes), chronische Nierenerkrankung, Lebererkrankung, Herzversagen, Drogensucht können die Demenz negativ beeinflussen.

Medikamente

Manche Medikamente (z. B. Schmerzmittel, Antidepressiva, Bluthochdruckmittel) können Verwirrtheit und Gedächtnisstörungen verstärken. Erhält dein Angehöriger ein neues Medikament, beobachte daher genau, ob und wie er es verträgt. Hast du den Verdacht, dass Nebenwirkungen auftreten, wende dich an den Arzt, der das Medikament verschrieben hat.

> **Ergreife gezielt Maßnahmen, um die Verschlechterung der Demenz hinauszuzögern.**

«Kann sich Demenz von jetzt auf gleich verschlechtern?»

ANNA S.

Am Vormittag konnte sich Klara noch in einfachen Sätzen ausdrücken und langsam durch den Garten flanieren. Wenige Stunden später ist sie verstummt und unfähig, sich vom Stuhl zu erheben.

Solche rasanten Verschlechterungen können bei der Demenzform vaskuläre Demenz vorkommen (Details zu vaskulärer Demenz findest du in meiner Antwort auf die Frage «Welche Demenzformen gibt es?» auf S. 24). Die Ursache ist meist ein plötzlich verstopftes oder stark verengtes Blutgefäß, sodass ein oder mehrere Gehirngebiete nicht mehr oder nur mangelhaft durchblutet werden. Dies schädigt viele Nervenzellen auf einmal. Die Folge: Der Demenzpatient verliert von einem auf den anderen Moment wichtige Fertigkeiten. Welche das sind, hängt vom betroffenen Gehirnareal ab. Ist das Sprachzentrum betroffen, hat der Betroffene große Probleme beim Sprechen; wurde das motorische Zentrum mangelhaft durchblutet, kann er sich schlechter als vorher bewegen.

Nach solch einer Verschlimmerung stabilisiert sich der Zustand des Kranken meist, bessert sich eventuell sogar wieder etwas. Kann die Ursache für die Durchblutungsstörung, wie z. B. Arteriosklerose, nicht behoben werden, wird sich der Zustand des Patienten früher oder später weiter verschlechtern. Hierbei handelt es sich um einen «stufenartigen Verlauf». Im Gegensatz dazu verschlimmert sich die Alzheimer-Krankheit gleichmäßig.

Für die Dementen und die Angehörigen sind solche schlagartigen Verschlechterungen häufig schwer zu verkraften. Umso wichtiger ist es, die genaue Demenzdiagnose deines Angehörigen zu kennen, damit du für den wahrscheinlichen Verlauf gewappnet bist.

Wenige Fälle von Alzheimer, Lewy-Körper-Demenz und frontotemporaler Demenz verlaufen sehr schnell und führen bereits innerhalb von ein bis zwei Jahren indirekt zum Tod. Der Zustand der Betroffenen verschlechtert sich hierbei rapide.

Auch Traumata (z. B. Umzug, Verlust des Partners) oder Narkosen können einen plötzlichen Verschlechterungsschub auslösen (siehe dazu auch meine Antwort auf die Frage «Was verschlechtert Demenz?» auf S. 54).

> **Manche Demenzen verschlechtern sich stufenartig, andere gleichmäßig.**

«Warum sollte man auf einer Demenzdiagnose bestehen?»

BIANCA S.

Bei Mutter Adele ist es offensichtlich, dass etwas nicht mit ihr stimmt. Sie vergisst ständig Termine, sucht beim Sprechen immer wieder nach Worten und verräumt ihre Sachen in der eigenen Wohnung an die kuriosesten Stellen. «Klar, das ist Demenz», ist sich ihr Sohn Manfred sicher, doch ein Arzt hat das noch nicht belegt. Die Familie fragt sich, ob das überhaupt nötig ist, denn die Arztbesuche wären für die 82-Jährige sehr anstrengend und eine Diagnose würde sie vermutlich auch sehr traurig machen.

Dass sich viele Demenzkranke weigern, zum Arzt zu gehen (siehe dazu auch «Meine Mutter weigert sich, zum Arzt zu gehen. Wie kann ich sie überzeugen?» auf S. 114) ist ein weiterer Grund, weshalb viele Angehörige lange im Ungewissen sind, ob Vater, Mutter, Opa, Oma, der Freund oder der Partner an Demenz erkrankt ist.

Vielleicht zögerst du selbst auch den Arztbesuch hinaus, weil du Sorge hast, den Betroffenen mit einer möglichen Demenzdiagnose traurig zu machen? Vielen Angehörigen geht es so, und oft ist ihnen das nicht bewusst. Andere fürchten das Stigma «Demenz». Was würden die Nachbarn oder Freunde sagen?

Ich glaube, dass die Hauptursache für den verzögerten Arztbesuch tiefer liegt: Betroffene und Angehörige haben Angst, die Diagnose Demenz zu hören, weil die Demenz in dem Moment zur Realität wird. Dann können sie die Augen davor nicht mehr verschließen. Kennst du das von dir? Das ist ein zutiefst menschliches Handeln – du versuchst, deinen Angehörigen und dich selbst zu schützen.

Ich ermutige dich, eine Diagnose schnellstmöglich anzugehen, und nenne dir sechs Gründe, weshalb eine fundierte Diagnose für euch beide wichtig ist:

1. Hinter den gezeigten Anzeichen deines Angehörigen muss nicht unbedingt eine Demenz stecken (siehe dazu meine Antwort auf die Frage «Welche Demenzformen gibt es?» auf S. 24), oder es handelt sich um eine sekundäre Demenz, die von einer anderen Krankheit ausgelöst wurde und behandelbar ist (siehe ebenfalls dort).
2. Lautet die Diagnose tatsächlich Demenz, kannst du dich wappnen. Eine gute Vorbereitung ist für dich und den De-

menten von großem Vorteil! Informiere dich zuerst bestmöglich über die betreffende Demenzform (siehe dazu ebenfalls meine Antwort auf die Frage «Welche Demenzformen gibt es?» auf S. 24). Im Internet, bei der Krankenkasse, in Fachbüchern oder bei Pflegestützpunkten findest du gute und seriöse Informationen (hilfreiche Adressen und Links dazu findest du im Serviceteil ab S. 243).

Schreibe auf, welche Hilfen du und dein Angehöriger aktuell benötigen, z. B. beim Duschen, Einkaufen, Putzen, Soziale-Kontakte-Halten etc. Schaffe im zweiten Schritt ein Helfer-Netzwerk, unter denen du die anfallenden Aufgaben verteilst. Kontaktiere dafür z. B. Nachbarn oder ehrenamtliche Vereine wie die Nachbarschaftshilfe. Jede noch so kleine Hilfe zählt! Sei es der Nachbar, der einmal die Woche mit dem Demenzpatienten spazieren geht, oder der Enkel, der die Gartenpflege übernimmt. Denke dabei auch an professionelle Dienstleister wie ambulante Pflegedienste oder Essensbringdienste. Pflegedienste können z. B. bei der Körperpflege oder Medikamenteneinnahme unterstützen, Tagespflegeeinrichtungen bieten zusätzlich soziale Kontakte. Lass dich vom jeweiligen Anbieter beraten, welche Möglichkeiten du hast (siehe dazu auch meine Antwort auf die Frage «Welche Unterstützungsmöglichkeiten gibt es für zu Hause?» auf S. 102).

Und wenn der Demenzbetroffene kurzfristig ins Krankenhaus muss? Bereite dich auch auf solche Notsituationen vor. Hast du ein gutes Verhältnis zu deinem Arbeitgeber, empfehle ich dir, ihn über die Situation zu informieren. Erarbeitet möglichst jetzt schon Lösungen, falls du mal kurzfristig wegmusst. Bedenke, jeder kennt mittlerweile mindestens einen Menschen, der von Demenz betroffen ist, und weiß, wie schwierig diese Erkrankung ist. Gehe mit dem Thema offen um – du wirst überrascht sein, wie viele Menschen helfen wollen!

3. Medikamentöse und nicht medikamentöse Behandlung, wie

z. B. Ergotherapie, können das Fortschreiten der Demenz verzögern (siehe dazu meine Antwort auf die Frage «Wie wird Demenz behandelt?» auf S. 46). Je früher die Behandlungen begonnen werden, desto besser schlagen diese an.

4. Finanzielle Unterstützung durch die Pflege- und / oder Krankenkasse erhält der Demenzpatient meist nur mit einer Diagnose. Lass dir bei der Antragstellung von den Mitarbeitern eines Pflegestützpunkts (einen Link zu einer Datenbank, über die du einen Pflegestützpunkt in deiner Nähe finden kannst, habe ich dir im Serviceteil ab S. 243 notiert) oder der Pflegeversicherung helfen. Die Pflegeversicherung erreichst du über die Krankenkasse deines Angehörigen.
5. Der Betroffene bekommt durch eine rechtzeitige Diagnose die Möglichkeit, Rechtliches zu klären. Er kann z. B. bestimmen, wer in seinem Namen Geldgeschäfte tätigen oder über seinen Wohnsitz entscheiden darf, sobald er selbst dazu nicht mehr in der Lage ist. Betreuungsvereine (Adressen und Links dazu findest du im Serviceteil ab S. 243) beraten dazu meist kostenlos. Der Demenzkranke kann außerdem mit dir besprechen, wie er sich sein Leben vorstellt, sobald seine Hilfsbedürftigkeit größer wird. Meine Großmutter suchte sich, als es ihr noch gut ging, z. B. selbst ihr zukünftiges Pflegeheim aus.
6. Schon wieder einen Termin vergessen oder die Schlüssel verlegt? Fast jeder nimmt diese oder ähnliche negative Veränderungen an sich wahr. Dabei steigt – zumindest unterbewusst – die Angst vor Demenz hoch. Latente Angst setzt den Körper sehr unter Stress, was wiederum die Gehirnleistung verschlechtert. Nur wenn er eine definitive Diagnose erhält, hat der Betroffene die Chance, mit seiner Angst umzugehen.

> **Die Diagnose gibt allen Beteiligten die Chance, das Bestmögliche aus der Situation zu machen.**

«Wie soll ich mit der Demenzdiagnose umgehen?»

LUISE P.

Die Diagnose Demenz liegt auf dem Tisch? Nun habt ihr es schwarz auf weiß. Wie geht es dir mit dieser Nachricht? Bist du traurig, wütend, verängstigt? Jedes Gefühl ist okay. Gib dir einige Tage Zeit, den Schock zu verdauen. Sprich mit deiner Familie und Freunden über deine Gefühle und Ängste. Auch der Austausch mit anderen pflegenden Angehörigen tut vielen gut. Du kannst wählen zwischen Angehörigen- und Selbsthilfetreffen vor Ort oder online (z. B. Foren, Apps, Facebook-Gruppen; hilfreiche Adressen und Links dazu findest du im Serviceteil ab S. 243).

Wichtig ist, dass du die Realität akzeptierst und baldmöglichst aktiv wirst. Kläre in deinem Umfeld, wer helfen möchte, den Demenzbetroffenen zu betreuen. Bringe alle Unterstützer zusammen und teilt die Aufgaben untereinander auf. Denkt dabei auch an Notfallsituationen (z. B. Einweisung ins Krankenhaus). Wenn du den Demenzkranken allein betreust, ist professionelle Hilfe umso wichtiger. Hol dir z. B. professionelle Hilfe durch einen ambulanten Pflegedienst. Frage bei der Krankenkasse des Betroffenen nach Unterstützungsmöglichkeiten in Wohnortnähe. Die Krankenkasse kann dir außerdem sagen, welche finanzielle Zuwendungen (z. B. Pflegegeld, Zuschuss zu krankheitsbedingten Umbauten in der Wohnung) du bekommen kannst. Weitere Tipps dazu erhältst du in meiner Antwort auf die Frage «Welche Unterstützungsmöglichkeiten gibt es für zu Hause?» auf S. 102.

Es ist völlig verständlich, dass dich die Diagnose traurig macht und du dich hilflos fühlst. Keiner kann voraussehen, wie sich die Demenz entwickeln wird. Doch ich kann dir sagen: Sobald du dieses Buch gelesen hast, wirst du dich der Situation besser gewachsen fühlen und mutig nach vorne schauen.

Auch wenn sich dein Vater, Opa, Mutter, Oma, Ehepartner

verändern wird – einander nah sein ist trotzdem möglich. Viele Angehörige haben sogar erlebt, dass ihr Verhältnis zum Betroffenen im Laufe der Erkrankung inniger wurde. Wie bei Petra, die mir schrieb: «Herzlichen Dank für deine wertvollen Tipps! Diese haben meinen Papa und mich so nah wie nie zuvor gebracht.»

> **Handeln hilft! Demenz ist nur so lange schwierig, bis du den richtigen Weg kennst.**

«Ist Demenz vererbbar?»

LILLI A.

«Mein Vater und dessen Schwester haben beide Demenz», erzählt mir meine alte Schulfreundin Lilli. Lilli hat Angst, dass sie die Krankheit geerbt haben könnte.

Kommen in deiner Familie auch mehrere Demenzfälle vor? Machst auch du dir Sorgen? Das ist absolut nachvollziehbar. Glücklicherweise sind genetisch vererbte Demenzen sehr selten.

Ca. 10–15 % aller frontotemporaler Demenzen sind auf Vererbung zurückzuführen[31]; bei der Alzheimer-Erkrankung sind es laut Wissenschaftler weniger als 3 %.[7] Bei Lewy-Körper-Demenz konnte bisher keine Vererblichkeit festgestellt werden.[32] Durch Genmutation ist das Risiko einer Erkrankung der Blutgefäße um 50 % erhöht, was wiederum vaskuläre Demenz auslösen kann.[33]

Ob Demenz in deiner Familie vorkommt oder nicht, jeder von uns kann daran erkranken. Genauso allerdings auch an Krebs oder anderen lebensverkürzenden Erkrankungen. Angst, ernsthaft zu erkranken, ist absolut menschlich, doch auf Dauer kontraproduktiv. Ständige unterschwellige Angst ist purer Stress für deinen Körper und macht diesen anfälliger für Krankheiten. Das ist, als würdest du eine Waschmaschine pausenlos auf Hochtouren laufen lassen. Logischerweise wird das Gerät eine deutlich kürzere Lebenserwartung haben als andere, die gemäßigt genutzt und regelmäßig gepflegt werden. Daher ermutige ich dich, deine Angst loszulassen, indem du dich auf eine gesunde und entspannte Lebensweise fokussierst. Wie du das machst, erkläre ich in meiner Antwort auf die Frage «Wie kann ich Demenz vorbeugen?» auf S. 70.

> **Vererbte Demenzen sind sehr selten. Die Angst davor kann krank machen – nutze stattdessen deine Energie, um gut mit dir und deinem Körper umzugehen.**

«Wie kann ich das Fortschreiten der Demenz verlangsamen?»

SIGRID W.

Ungefähr 95 % der Gäste der Tagespflegeeinrichtung, die ich geleitet habe, waren dement. Mit gemeinsamem Singen, Bewegung und Basteln oder Handwerken gestalteten wir liebevoll den Alltag der Demenzpatienten – bis der Corona-Lockdown kam und wir die Einrichtung schließen mussten. Erst viele Wochen später begrüßte ich einige unsere Tagesgäste wieder und war schockiert darüber, wie massiv die Demenz bei jedem einzelnen fortgeschritten war. Manche hatten mittlerweile sogar so starke Einschränkungen, dass sie nicht mehr fähig waren, die Tagespflegeeinrichtung zu besuchen.

Ich leite aus dieser Erfahrung etwas Positives ab: Es gibt Möglichkeiten, die negativen Folgen der Erkrankung hinauszuzögern. Diese sind:

Regelmäßige Bewegung
Bewegen wir unseren Körper, ist unser Gehirn gefordert. Es muss die verschiedenen Muskelgruppen aktivieren, das Gleichgewicht halten und die Bewegungen koordinieren. Schau, was dein Angehöriger noch kann und woran er Spaß hat. Tanzen, Gartenarbeit oder mit den Enkelkindern toben? Vielleicht kannst du vom Arzt auch ein Rezept für Physiotherapie erhalten. Integriere außerdem möglichst viel Bewegung in seinen Alltag. Geht zu Fuß zum Bäcker oder lass den Demenzbetroffenen den Müll rausbringen.

Regelmäßige soziale Kontakte
Auch in der Interaktion mit anderen ist unser Gehirn gefragt. Wir hören zu, fragen nach, reagieren. Außerdem gibt es jedem Menschen ein sicheres Gefühl, wenn er Teil einer Gemeinschaft ist. Sorge dafür, dass der Demenzkranke regelmäßig alte Bekannte trifft, melde ihn beim Seniorentreff oder in einer Tagespflegeeinrichtung an, organisiere ehrenamtliche Betreuung über die Nachbarschaftshilfe oder Ehrenamtsportale (hilfreiche Adressen und Links dazu findest du im Serviceteil ab S. 243).

Regelmäßige geistige Aktivität
Dazu zählen Beschäftigungen wie singen, Fotoalben anschauen, gemeinsam Zeitung lesen und über das Gelesene diskutieren. Es gibt viele Möglichkeiten, um das Gehirn des Dementen zu aktivieren (weitere Ideen nenne ich dir in meiner Antwort auf die Frage «Meine Oma haut ständig aus dem Pflegeheim ab. Was können wir tun, damit das aufhört?» auf S. 86). Orientiere dich an alten Hobbys, Interessen und positiven Kindheitserinnerungen. Denke daran, Fragen zu vermeiden, da diese den Demenzbetroffenen zu sehr unter Druck setzen. Nutze stattdessen Aussagen wie «Ich glaube, das auf diesem Foto ist dein Enkel». Dann lasse deinem Angehörigen Zeit, die Information zu verarbeiten.

Vielleicht nennt er sogar von sich aus den Namen des Enkels. Falls nicht, lasse es einfach so stehen. Übrigens: Musizieren trainiert erwiesenermaßen das Gehirn außergewöhnlich gut. Bitte den behandelnden Arzt um ein Rezept für Musiktherapie.

Guter und ausreichender Schlaf

Wissenschaftler haben herausgefunden, dass sich unser Gehirn im Schlaf «reinigt», indem es u. a. Proteinablagerungen abbaut, die man verdächtigt, Demenz auszulösen. Guter Schlaf ist also für deinen Angehörigen und dich wichtig. Sicher kennst du das von dir selbst: Hast du an einem Tag Sport gemacht und warst viel an der frischen Luft, schläfst du viel besser als an anderen Tagen. Gleiches gilt für Menschen mit Demenz. Achte daher darauf, dass dieser tagsüber genug Beschäftigung und Aktivität hat – ohne ihn zu überfordern. Überforderung erkennst du an körperlicher Unruhe, Aggression, Traurigkeit oder Ablehnung. Zahlreiche Tipps für guten Schlaf erhältst du im Kapitel «Schlaf & körperliche Unruhe» ab S. 203.

Medikamente

Antidementiva und ggf. Antidepressiva können die Gedächtnisleistung eventuell eine Zeit lang verbessern. Wende dich für genauere Informationen dazu an den zuständigen Arzt. Vor allem für Antidementiva gilt: Je früher sie gegeben werden, desto besser helfen sie.

Hörgerät

Ist der Demente schwerhörig und hat noch keine Hörhilfe, wende dich schnellstmöglich an einen Gehörgeräteakustiker. Wir brauchen unser Gehör insbesondere beim Austausch mit unseren Mitmenschen und räumlicher Orientierung. Hört dein Angehöriger schlecht, wird er soziale Kontakte meiden und noch größere Schwierigkeiten bei der Orientierung haben. Dadurch erhält sein Gehirn insgesamt zu wenig Impulse von seiner Umwelt, das heißt, das Gehirn wird nicht ausreichend «trainiert» und baut daher schneller ab – so, als ob du dich regelmäßig zu wenig bewegst und daraufhin deine Muskulatur abnimmt.

Sollte dein Angehöriger bereits ein Hörgerät tragen, achte darauf, dass es regelmäßig überprüft wird. Viele Demenzkranke verweigern ein Hörgerät oder sind von der Handhabung überfordert. Dann ist vielleicht ein Hörverstärker, ein Lautsprecher zum Umhängen, die bessere Wahl. Lass dich im Fachhandel beraten.

Selbstwert und psychische Gesundheit

Diese beiden Komponenten werden häufig unterschätzt, sind aber unheimlich wichtig für die Lebensqualität eines Menschen mit Demenz. Denn der Selbstwert eines Menschen mit Demenz wird bis ins Mark erschüttert: Tagtäglich scheint er alles falsch zu machen, versteht nichts mehr, findet sich nirgends zurecht. Stell dir das mal konkret vor und versuche, dich in diese Situation hineinzuversetzen – selbst dann kannst du nur erahnen, wie wertlos sich der Demenzbetroffene fühlen muss. Viele erkranken deshalb an einer Depression, die wiederum die Auswirkungen der Demenz verschlimmert.

Um den Selbstwert deines Angehörigen zu steigern, lasse ihn möglichst viel selbst machen. Das Ergebnis ist zweitrangig, wichtig ist, dass du ihn machen lässt. Lasse ihn sich selbst anziehen, auch wenn das Hemd dann nicht ganz korrekt sitzt. Lasse ihn den Tisch decken, auch wenn dann nicht alles gewohnt akkurat steht. Lobe ihn dabei so oft wie möglich, auch das trägt zu seinem Selbstwert bei. Fange noch heute damit an!

> **Nutze das ganze Potenzial der genannten Maßnahmen, um das Fortschreiten der Demenz möglichst lange hinauszuzögern.**

«Wie kann ich Demenz vorbeugen?»

NADINE W.

Laut Umfragen fürchtet sich jeder Zweite davor, an Demenz zu erkranken.[34] Gehörst du auch dazu? Da bis heute die Ursache für Demenz noch nicht geklärt ist, kann eine Erkrankung leider nicht sicher vermieden werden. Allerdings kannst du mit folgenden Maßnahmen die Wahrscheinlichkeit einer Demenzdiagnose verringern:

- Bewege dich regelmäßig, denn Bewegung trainiert auch dein Gehirn. Die Weltgesundheitsorganisation (WHO) empfiehlt mindestens 2,5 Stunden Bewegung pro Woche – das schaffst du! Wähle eine Bewegungsform, die dir Spaß macht, und integriere möglichst viel Aktivität in deinen Alltag: Ignoriere zukünftig den Aufzug und nimm stattdessen die Treppe, lass das Auto stehen und geh zu Fuß oder fahre Fahrrad. Kräftige zusätzlich deine Bein-, Rumpf- und Rücken-Muskulatur zwei bis drei Mal pro Woche.[35]
- Verbringe möglichst viel Zeit in der Natur. In der Natur kann sich dein Gehirn optimal entspannen und erholen.
- Schlafe regelmäßig sieben bis neun Stunden und achte dabei auf eine gute Schlafqualität. Die Qualität deines Schlafs kannst du fördern, indem du für eine Schlafzimmertemperatur zwischen 16 und 18 Grad sorgst, du deinen Mittagsschlaf auf höchstens 20 Minuten begrenzt, immer etwa zur gleichen Zeit ins Bett gehst und abends auf Smartphone / PC, Alkohol und Koffein verzichtest. Während des Schlafs «reinigt» und erholt sich dein Gehirn, was eine wichtige Demenzprävention ist.
- Fordere dein Gehirn heraus, indem du immer wieder Neues lernst. Unser Gehirn muss trainiert werden wie ein Muskel. Vergiss Kreuzworträtsel oder Fernsehen, beides ist zu passiv und fördert deine Gehirnleistung kaum. Höre stattdessen

bewusst Musik und singe, musiziere oder tanze dazu. Lies ein Buch oder Zeitung und spiele dir unbekannte Gesellschaftsspiele – besonders effektiv ist es, eine Fremdsprache zu lernen. Ich lerne aktuell Spanisch, und du?

- Ernähre dich ballaststoffreich. Setze auf Obst und Gemüse, fetten Fisch sowie Nüsse, Samen und hochwertige Pflanzenöle. Reduziere raffinierten Zucker und streiche industriell gefertigte Produkte wie z. B. Wurst am besten komplett von deinem Speiseplan. Damit vermeidest du Entzündungen, Insulinresistenzen und die Aufnahme und Entstehung von Zellgiften und verminderst so dein Risiko, an Demenz zu erkranken. Gute Nachrichten für Schokoladenliebhaber: Laut zweier Studien schützt Bitterschokolade mit mindestens 70 % Kakaogehalt Herz- und Hirngefäße,[30] was vor allem vaskulärer Demenz vorbeugen kann.
- Trinke mindestens 1,5 Liter Wasser täglich – besser zwei (es sei denn, du darfst aus gesundheitlichen Gründen nur eingeschränkt trinken). Ausreichend Flüssigkeitszufuhr ist wichtig, damit dein Blut gut fließen und deinen Körper und Gehirn mit Sauerstoff und Nährstoffen versorgen kann.
- Forscher aus Florida haben in einer Langzeitstudie bewiesen, dass Menschen, die sich einsam fühlen, ein um 40 % höheres Risiko haben, an Demenz zu erkranken.[36] Pflege daher soziale Kontakte. Insbesondere Gespräche mit anderen aktivieren unser Gehirn positiv.
- Außerdem solltest du folgende Risikofaktoren meiden bzw. behandeln lassen:
  - rauchen
  - Alkohol trinken
  - Depression
  - Bluthochdruck
  - Diabetes
  - Vitamin-B12-Mangel

- Schwerhörigkeit
- Übergewicht
- erhöhter Cholesterinspiegel
- Kopfverletzungen
- Luftverschmutzung

> **Führe ein körperlich und geistig aktives Leben und ernähre dich gesund – damit beugst du Demenz und vielen anderen Erkrankungen vor.**

«Wie kann ich mich als Angehöriger abgrenzen?»

PETRA L.

«Du hast mein ganzes Geld gestohlen!», brüllt Herta ihre Tochter Petra an. Petra hat einen 40-Stunden-Job, zwei pubertierende Jugendliche zu Hause und muss sich um ein großes Haus kümmern. Trotzdem schaut sie jeden Abend bei ihrer demenzkranken Mutter vorbei. An guten Tagen begegnet ihr Herta gleichgültig, an schlechten beschimpft sie ihre Tochter aufs Übelste oder beschuldigt sie – wie heute –, sie beklaut zu haben. Petra weiß zwar, dass das Verhalten ihrer Mutter durch die Demenz verursacht ist, trotzdem verletzt es sie jedes Mal. Geht es dir auch so?

Manche Töchter und Söhne schildern mir außerdem, dass sie keine schöne Kindheit hatten und sich nun trotzdem um einen dementen Elternteil kümmern. Unterbewusst schwelt der ungeklärte Konflikt weiter und macht den Umgang mit Demenz umso herausfordernder.

Mache dir bewusst, dass du mit einem Demenzkranken alte Streitpunkte nicht mehr klären kannst. Sein Gehirn ist dazu schlichtweg nicht mehr in der Lage. Das Beste, was du daher für dich tun kannst, ist, die alten Konflikte loszulassen. Vielleicht hilft es dir, mit einem Vertrauten, anderen Angehörigen (Links und Adressen zu Selbsthilfegruppen findest du im Serviceteil ab S. 243) oder einem Psychotherapeuten darüber zu sprechen.

Halte dir außerdem stets vor Augen, dass Beschimpfungen, Anschuldigungen und aggressives Verhalten nie mit dir persönlich zu tun haben, sondern ein Ergebnis der Demenz sind. Nutze daher besonders in eskalierenden Situationen dein Mantra «Es ist die Demenz». Weder ist der Demente schuld noch du – es ist die Demenz.

Verabschiede dich von dem Gedanken, die Demenzbetreuung allein schaffen zu müssen – das schafft niemand. Baue dir ein Netzwerk an Helfern auf. Bitte Nachbarn, Bekannte, Freunde oder andere Angehörige um Hilfe.

Oft höre ich in diesem Zusammenhang den Einwand, es gäbe niemanden oder die, die da sind, würden bestimmt sowieso nicht helfen wollen. Ich ermutige dich, genau hinzuschauen: Meist gibt es mehr Menschen in eurem Umfeld, die euch unterstützen würden, als du zunächst glaubst. Und du wirst positiv überrascht sein, wie viele bereit sind, zumindest eine kleine Aufgabe zu übernehmen. Übernehmen viele Helfer viele kleine Aufgaben, bringt dich das ein ganzes Stück weiter. Lass deine Angst vor einem «Nein» und deine Scham los! Frage dich: Wie würdest du reagieren, wenn dich jemand in einer ähnlichen Situation um Hilfe bitten würde? Vielleicht müsstest du aus Zeitmangel ablehnen, aber ich bin mir sicher, du hättest großes Verständnis. Jedem kann es mal ergehen wie dir, und glaub mir, das ist den meisten Mitmenschen bewusst.

Wende dich außerdem an Vereine wie die «Nachbarschaftshilfe» oder an eine Ehrenamtsbörse. Betreuungsgruppen oder Tagespflegeeinrichtungen sind großartige Entlastungsmöglichkeiten. Frage bei der Deutschen Alzheimer Gesellschaft e. V. oder einem Pflegestützpunkt nach Hilfsangeboten in deiner Nähe (Kontaktdaten siehe Serviceteil ab S. 243. Außerdem findest du im Serviceteil einen Link zu einer Datenbank, in der du selbst nach Hilfsangeboten in deiner Nähe suchen kannst.)

Wer kann Einkäufe erledigen? Wer Telefonate führen oder mit dem Dementen eine halbe Stunde spazieren gehen? Teile die Aufgaben auf und schaffe dir so regelmäßig Freiräume. Diese brauchst du, um dich zu pflegen und Kraft zu tanken. Denn nur mit ausreichend Energie kannst du geduldig und ruhig bleiben, und das ist für die Betreuung eines Menschen mit Demenz essenziell. Nutze deine Freizeit, um mit deinen Freundinnen zu plauschen, ein heißes Bad zu nehmen oder ins Kino zu gehen. Mach das, was dir guttut!

Wichtig ist dabei: Tu alles ohne schlechtes Gewissen. Ich sage dir klipp und klar: Du kannst dich um deinen Angehörigen nur liebevoll kümmern, wenn es dir gut geht.

> **Keiner schafft Demenzbetreuung allein – deshalb hol dir umgehend Hilfe. Nur mit genügend Erholungsphasen für dich kannst du den Demenzkranken gut pflegen. Lass alte Konflikte los, denn du wirst sie mit dem Demenzkranken nicht mehr klären können.**

«Woran sterben Demenzkranke?»

MICHAELA U.

Der Tod ist ein Thema, das wir in unserem Kulturkreis gerne ausblenden. Gleichzeitig werden wir alle früher oder später damit konfrontiert. Auch mich macht es traurig, wenn ich daran denke, dass meine Eltern, mein Partner oder liebe Freunde sterben werden. Auch ich würde das am liebsten verdrängen. Der Abschied für immer und die Tatsache, dass ein geliebter Mensch, der eben noch da war, plötzlich weg ist, fordert uns heraus. Wie du mit deiner Trauer am besten umgehst, beantworte ich dir in meiner Antwort auf die Frage «Es macht unglaublich traurig, den Abbau meines Vaters zu sehen. Wie gehe ich damit um?» auf S. 239.

Demenz verkürzt die Lebenserwartung (siehe dazu die Tabelle bei der Frage «Welche Demenzformen gibt es?» auf S. 24), ist allerdings selbst nicht tödlich. Es sind die Folgen der Demenz, die zum Tod führen. Ist die Erkrankung weit fortgeschritten, haben die Betroffenen Schluckprobleme, denn auch der Schluckprozess wird vom Gehirn gesteuert. Sie verschlucken sich häufig, sodass Getränke oder Essen in die Lunge gelangt. Dies führt häufig zu einer Lungenentzündung. Dazu kommen meist Bettlägerigkeit, Untergewicht und ein geschwächtes Immunsystem. Viele Demente versterben daher an einer Lungenentzündung oder anderen Infektionskrankheiten.

Außerdem sind die meisten Demenzpatienten bereits älter und haben ernsthafte Nebenerkrankungen wie Arteriosklerose, chronische obstruktive Lungenerkrankung oder Krebs. Die Kombination dieser Faktoren führt häufig zum Tod.

> **Demenz selbst ist nicht tödlich. Die Betroffenen sterben an den Folgen der Demenz.**

MEINE ZEHN WICHTIGSTEN TIPPS IM UMGANG MIT DEMENZKRANKEN

1. Eigne dir möglichst viel Wissen über Demenz an. Nutze dafür das Internet, Fachbücher und Beratungsstellen. Achte auf seriöse Quellen.
2. Schaffe dir ein ehrenamtliches Helfernetzwerk und organisiere professionelle Hilfe – und zwar umgehend.
3. Beziehe den Betroffenen in Alltagsaufgaben ein, lasse ihn so viel wie möglich selbst tun.
4. Unterlasse es, den Dementen auf Fehler hinzuweisen.
5. Beschimpfungen, Anschuldigungen und aggressives Verhalten werden von der Krankheit verursacht. Denk immer an dein Mantra: «Es ist die Demenz».
6. Sprich mit dem Betroffenen in kurzen, einfachen Sätzen.
7. Ersetze Fragen durch Aussagen.
8. Fokussiere dich auf die schönen Momente mit deinem Angehörigen.
9. Nimm dir regelmäßig Auszeiten und genieße diese.
10. Begegne Demenz mutig.

Pflegeheim und Pflege zu Hause

Der Großteil der Demenzbetroffenen wird zu Hause gepflegt. Die Gründe dafür sind unterschiedlich: Dem Angehörigen ist es wichtig, den Dementen selbst zu betreuen, der Demenzbetroffene weigert sich umzuziehen, ein Pflegeheim ist zu teuer, oder es gibt keine freien Plätze. Welcher Grund auf dich auch zutreffen mag, die Entscheidung «Pflegeheim oder Pflege zu Hause» wirft unterschiedliche Fragen auf. Im Anschluss findest du diejenigen, die mir in diesem Zusammenhang am häufigsten gestellt werden.

«Ab wann kann ein Demenzkranker nicht mehr allein leben?»

STEFANIE J.

Meine Urgroßmutter lebte mehr als 62 Jahre im selben Haus, davon gut zehn Jahre allein. Als sie immer wieder ihre Haustür offen stehen ließ und vergaß, den Herd auszustellen, fragten wir uns: Wie lange wird sie noch allein zu Hause leben können? Nachdem ich mich viele Jahre mit Demenz und deren Folgen beschäftigt habe, gebe ich immer dieselbe Antwort: Sobald der Demenzkranke sich oder andere – trotz Unterstützung – gefährdet.

Viele Einschränkungen eines Menschen mit Demenz können mit Hilfe behoben werden. Er vergisst zu duschen? Dann organisiere einen ambulanten Pflegedienst, der drei Mal pro Woche vorbeikommt und bei der Körperpflege begleitet. Essen zuzubereiten überfordert den Dementen? Ein mobiler Essensdienst bringt die Mahlzeiten. Du wohnst weiter weg? Kein Problem, diese Dinge lassen sich auch aus der Distanz organisieren: Kontaktiere den Dienstleister deiner Wahl und händige diesem nach Vertragsunterzeichnung einen Schlüssel zur Bleibe des Demenzbetroffenen aus.

Sicherheitsrisiken in der Wohnung kannst du z. B. minimieren, indem du elektrische Geräte wie das Bügeleisen oder den Gasherd entfernst (siehe dazu auch meine Antwort auf die Frage «Wie gestalte ich die Wohnung meiner demenzkranken Mutter sicher?» auf S. 93).

Wird die Gefahr, dass sich der Demenzbetroffene selbst verletzen oder schädigen könnte, allerdings zu groß, kann er nicht mehr allein leben. Ob dies der Fall ist, musst du regelmäßig überprüfen, denn die Krankheit kann sich plötzlich massiv verschlechtern. Tausche dich dafür am besten regelmäßig mit den anderen Betreuenden aus. Es geht darum, im besten Sinne des Kranken zu entscheiden. Ein Kleinkind schützt du schließlich auch davor, dass es sich nicht selbst verletzt.

Ist die Entscheidung getroffen, dass der Demenzbetroffene nicht mehr zu Hause bleiben kann, hast du im deutschsprachigen Raum aktuell drei Möglichkeiten: 24-Stunden-Hilfe, Pflegeheim oder eine Demenz-Wohngemeinschaft. Wäge ab, welche Variante für dich umsetzbar und am besten geeignet ist. Beachte dabei folgende Punkte:

- Ist dir Wohnortnähe wichtig? Welche Einrichtungen gibt es in der Nähe? (Links und Adressen im Serviceteil ab S. 243)
- Wie schnell benötigst du Betreuung für deinen Angehörigen? Welche Dienstleister können kurzfristig helfen?

- Bedenke, dass eine 24-Stunden-Hilfe max. 60 Stunden pro Woche arbeiten und meist keine Medikamente verabreichen, Verbände wechseln u. Ä. darf. Kannst du dies mit alternativen Anbietern, wie z. B. ambulanter Pflege, abdecken? Kalkuliere dabei auch die zusätzlichen Kosten ein.
- Wie sind die Preise der Dienstleister? Wie hoch die jeweiligen Zuschüsse der Pflegeversicherung? Welche Variante ist für dich finanziell stemmbar? Lass dich dazu von der Pflegeversicherung des Betroffenen oder einem Pflegestützpunkt (Adressen und Links siehe Serviceteil ab S. 243) beraten.
- Ist es dir wichtig, dass dein Angehöriger in seinem vertrauten Zuhause bleibt? Ist dieses baulich geeignet (ist z. B. Platz für ein höhenverstellbares Bett, gibt es einen barrierefreien Zugang zur Dusche) – auch dann noch, wenn dessen körperliche Einschränkungen größer werden?
- Soziale Kontakte sowie geistige und körperliche Aktivierung durch z. B. regelmäßiges Spazierengehen oder gemeinsames Backen sind für Menschen mit Demenz sehr wichtig. Kannst du dies zu Hause dauerhaft gewährleisten? Falls nicht, wäre der Besuch einer Tagespflegeeinrichtung ergänzend sinnvoll?
- Wohngruppen einer Demenz-Wohngemeinschaft sind meistens kleiner als im Pflegeheim. Das ist deshalb von Vorteil, weil Demenzpatienten von Trubel oft überfordert sind. Leider gibt es bisher nur sehr wenige solcher Wohngruppen. Im Serviceteil ab S. 243 findest du einen Link zu einer Datenbank, über die du nach einer Wohngemeinschaft für Menschen mit Demenz in der Nähe suchen kannst.

Bedenke, dass viele der genannten Dienstleistungen oft nicht direkt verfügbar sind. Frage also möglichst frühzeitig nach.

- Entscheidest du dich dafür, den Demenzpatienten bei dir zu Hause aufzunehmen, ist es besonders wichtig, dass du dir trotzdem regelmäßig Zeit für dich und deine Bedürfnisse nimmst. Denn nur, wenn es dir gut geht, kannst du den Betroffenen gut pflegen. Überlege dir vorher genau, wie du trotz der räumlichen Nähe genügend Freizeit für dich hast.

- Dass ein Demenzkranker, weil er allein wohnt, andere durch sein Handeln gefährdet, kommt eher selten vor, und häufig kannst du diesbezüglich vorbeugen. Besteht die Gefahr, dass der Demente den Gasherd laufen lässt, dann lass diesen abklemmen. Fährt er trotz massiver Defizite noch Auto, nimm die Autoschlüssel an dich oder verkaufe das Auto, sofern du über eine Vollmacht verfügst. Auch wenn eine Gefährdung anderer nur vereinzelt vorkommt, sei diesbezüglich immer wachsam.

> **Sobald der Demenzbetroffene sich oder andere gefährdet, kann er nicht mehr allein wohnen.**

«Woran erkenne ich ein gutes Pflegeheim?»

MARITA W.

Schweren Herzens entschloss sich Marita, ihre demenzkranke Mutter in ein Pflegeheim zu geben. Allein zu wohnen, war für die Demenzkranke mittlerweile einfach zu gefährlich; Marita brachte nachts vor lauter Sorgen kaum noch ein Auge zu. Doch nun geistern Horrorgeschichten über Pflegeheime durch ihren Kopf: Die haben viel zu wenig Personal, die Bewohner werden vernachlässigt und sitzen den ganzen Tag nur rum. Sie fragt sich: Wie kann ich sichergehen, dass meine Mutter in eine gute Einrichtung kommt?

Ein Pflegeheim hat im Vergleich zur Pflege zu Hause viele

Vorteile: Die Wohnbereiche sind auf körperliche Einschränkungen ausgerichtet (ausreichend Platz für ein Pflegebett, barrierefreies Bad etc.), es werden Aktivitäten wie gemeinsames Kochen oder Singen angeboten, und – einer der größten Vorteile – dir wird die Pflege abgenommen, und du gewinnst dadurch Freizeit mit deinem Liebsten (siehe dazu auch meine Antwort auf die Frage «Was ist besser: Pflegeheim oder den Kranken zu Hause leben lassen?» S. 89).

Machen wir uns nichts vor: Es gibt qualitativ gute und schlechte Pflegeheime. Nutze daher nachfolgende Checkliste, um ein seriöses Pflegeheim für den Dementen zu finden.

Umso mehr Fragen du mit «ja» beantworten kannst, umso besser ist das Altersheim für deinen Angehörigen geeignet:

	ja	**nein**
Gibt es eine spezielle Abteilung für Menschen mit Demenz?		
Frag beim Heimleiter nach: Kann dein Angehöriger im Heim wohnen bleiben, auch wenn er dazu neigt wegzulaufen?		
Haben Demenzkranke die Möglichkeit, sich frei zu bewegen? Gibt es einen Rundlauf, der endloses Gehen ermöglicht?		
Haben Demente die Möglichkeit, Dinge mitzunehmen und umherzutragen (Hüte, Handtaschen etc.)?		
Dürfen Demenzkranke auch außerhalb ihres Bettes schlafen (z. B. auf dem Sofa im Aufenthaltsraum) und bei Bedarf länger ausschlafen?		
Ist das Personal zu den Bewohnern und dir freundlich und hilfsbereit?		
Verhält sich das Personal untereinander respektvoll?		
Solltest du Ehrenamtliche im Heim antreffen, bitte um deren Einschätzung über das Pflegeheim: Ist diese positiv?		
Nimmt sich der Heimleiter Zeit für ein Gespräch mit dir?		
Sind alle Räume sauber und einladend?		
Sind keine Stolperfallen (z. B. Kabel auf dem Boden, abstehende Teppiche) vorhanden?		

	ja	nein
Riecht es nach Desinfektionsmittel oder aromatischen Düften (Lavendel, Vanille etc.)?		
Sind die Gemeinschaftsräume jahreszeitlich dekoriert?		
Gibt es eine gepflegte Außenanlage, die ihr nutzen könnt?		
Lasse dir den Speiseplan zeigen. Bietet das Haus abwechslungsreiche, gesunde Kost an?		
Bitte darum, das angebotene Essen probieren zu dürfen: Schmeckt das Essen?		
Hast du die Möglichkeit das / die Zimmer / Wohnung selbst zu gestalten bzw. eigene Möbelstücke mitzubringen?		
Ist das / die Zimmer / Wohnung gepflegt bzw. renoviert?		
Ist ein Klingelknopf am Bett vorhanden, und funktioniert dieser?		
Kommt regelmäßig ein Arzt bzw. Zahnarzt ins Pflegeheim?		
Bietet das Haus wiederkehrend Veranstaltungen wie Faschingsfeier, gemeinsames Kochen, Gottesdienst etc. an?		
Gibt es eine Tagespflegeeinrichtung im Haus?		
Gibt es Friseur, Fußpflege, ein Café im Haus?		
Sind Tiere im Heim gestattet? Gibt es Tiere oder Tierbesuche im Haus?		
Ist das Heim gut an öffentliche Verkehrsmittel angebunden? Gibt es ausreichend Parkmöglichkeiten?		
Führt das Heim eine Warteliste, auf die du deinen Angehörigen setzen kannst?		

Beachte, dass z. B. ungewaschene Haare oder ein schmutziger Pullover nicht zwingend auf ein schlechtes Heim hinweisen müssen. Im Gegenteil, in vielen Fällen bedeutet gute Pflege, dem Menschen mit Demenz seinen Willen zu lassen.

Übrigens: Viele Pflegeheime bieten Kurzzeitpflegeplätze an. Das bedeutet, dass der Demenzbetroffene eine vorab vereinbarte, begrenzte Zeit, meist ein bis drei Wochen, im Pflegeheim wohnt und versorgt wird. Das ist eine tolle Möglichkeit für deinen Angehörigen, das Heim zu testen, währenddessen du z. B. in den Urlaub fahren kannst.

Der Medizinische Dienst der Krankenkassen (MDK) ist verpflichtet, Pflegeheime regelmäßig zu prüfen. Verlasse dich nicht auf diese Prüfergebnisse, da die Heime die Prüfungszeiträume kennen und das Bild, das die Prüfer erhalten, nicht unbedingt der Realität entsprechen muss. Vertraue stattdessen auf deine Beobachtungen vor Ort.

«Meine Mutter ist im Pflegeheim, will aber immer nach Hause. Wie kann ich ihr klarmachen, dass sie nicht mehr allein leben kann?»

DIANA B.

«Wann kann ich wieder nach Hause?», fragt mich Mathilda nun schon zum fünften Mal. Vor gut einer Woche ist die demenzkranke 81-Jährige ins Seniorenheim gezogen. Die Umstellung fällt ihr schwer. Geht es deinem Angehörigen auch so? Deine Mutter hat ein Recht auf Heimweh. Diese Form der Sehnsucht gehört zum Leben. Du kannst und solltest sie nicht verhindern. Es ist wichtig, dem Demenzkranken sein Heimweh spüren zu lassen, da es Teil seines persönlichen Abschiedsprozesses ist. Oft können Angehörige das nicht ertragen, weil sie unterbewusst ein schlechtes Gewissen haben, den Demenzkranken ins Pflegeheim «abgeschoben» zu haben. Hattest du vielleicht auch schon diesen Gedanken?

Deine Reaktion ist nachvollziehbar, vielen geht es wie dir. Ich frage dich allerdings: Wie kannst du jemanden «abschieben», wenn du mit der Maßnahme dafür sorgst, dass er besser versorgt wird? Vielleicht möchtest du mir jetzt entgegen, dass du dich eben mehr hättest anstrengen müssen – ich sage: Du hast ein Recht darauf, dich zu schützen. Die Erkrankung hat den Umzug nötig gemacht hat.

Äußert der Mensch mit Demenz Heimweh, sei verständnisvoll. Sage: «Ich verstehe, dass du nach Hause willst», und halte tröstend seine Hand. Zeigst du Verständnis für seine Not, hilfst du ihm damit, und es wird euch gleichzeitig einander näherbringen. Denn wie fühlt es sich für dich an, wenn du deinem Partner von deinen Sorgen erzählst und er darauf liebevoll und unterstützend reagiert? Begegne dem Demenzpatienten auf genau diese Art und Weise. Gib ihm Raum für seine Trauer, gib ihm Zeit, sich zu beruhigen.

Ist dir das gelungen, lenke ihn mit einer Aktivität ab, die ihm Freude bereitet. Das könnte eine Mahlzeit zubereiten, Fotos anschauen, singen oder Spazierengehen sein. Beobachte ihn und merke dir, bei welcher Aktivität der Demenzbetroffene Spaß hat oder sich entspannt. Diese Aktivitäten kannst du in ähnlichen Krisensituationen wieder anbieten.

Sollte der Demenzbetroffene fragen, warum er im Heim bleiben muss, weiche der Frage aus. Denn meist kann der Kranke Argumente, egal wie gut sie sind, kognitiv nicht mehr begreifen, und ihr würdet euch in eine ermüdende Endlosdiskussion verstricken. Mit «ausweichen» meine ich, dass du die Frage überhörst. Lenke, statt zu antworten, die Aufmerksamkeit des Demenzbetroffenen auf etwas anderes. Menschen mit Demenz lassen sich am besten mit einer Aufgabe ablenken. Bitte ihn also, deine Jacke zu halten, ein Glas zu holen oder das Fenster zu öffnen.

Um das Heimweh generell zu mindern, nimm Gegenstände, die dem Dementen wichtig sind, mit ins Pflegeheim, wie z. B. den geliebten Fernsehsessel, das Wandbild oder die Tischdecke.

Der Wunsch, nach Hause zu wollen, steht auch oft für die Sehnsucht nach Sicherheit. Im gewohnten Zuhause kennt sich der Betroffene aus und fühlt sich sicherer als an allen anderen Orten. Deshalb überlege: Wie kannst du deinem Angehörigen im Heim Sicherheit und Orientierung schenken?

Hier einige Ideen:

- Hänge Bilder an alle Türen und Schränke, die zeigen, was sich dahinter verbirgt.
- Reduziere die Gegenstände im Wohnraum auf das Nötigste, entferne z. B. unnötige Dekoration.
- Biete beruhigende Musik an.
- Zeige ihm regelmäßig, wo alles ist.
- Schenke ihm eine Kuscheldecke.
- Gib ihm ein Stofftier oder eine Puppe und bitte ihn, darauf aufzupassen.
- Stelle ein Potpourri mit beruhigendem Lavendelduft auf.
- Sorge für eine abwechslungsreiche Alltagsgestaltung mit Aktivitäten, sozialen Kontakten und Ruhepausen.
- Platziere wichtige persönliche Dinge sichtbar im Wohnraum.

Was fällt dir noch ein?

> **Lass deinem Angehörigen sein Heimweh – auf diesem Weg verabschiedet er sich. Ignoriere die Frage nach dem Warum und erspare euch beiden damit eine sinnlose Endlosdiskussion.**

«Meine Oma haut ständig aus dem Pflegeheim ab. Was können wir tun, damit das aufhört?»

EMMA P.

Die 92-jährige Dorothea ist fest davon überzeugt, die Hühner füttern zu müssen. Sie müsse sofort los, denn würde sie dies versäumen, bekäme sie eine «Tracht Prügel» von ihrem Vater. Kurze Zeit später hat sie das Pflegeheim allein verlassen.

Dorothea lebt in ihrer Vergangenheit, da sie bereits gelebte Jahrzehnte aufgrund ihrer Alzheimer-Erkrankung völlig vergessen hat. Für Dorothea ist der Grund wegzumüssen deshalb absolut real.

Gleichzeitig kann ein Demenzpatient seine Bedürfnisse, in diesem Fall also «irgendwohin zu müssen», nicht kontrollieren. Das Bedürfnis nimmt für ihn massiv Raum ein und muss sofort erfüllt werden. Werden Demenzbetroffene davon abgehalten, reagieren sie mit Panik, Verzweiflung oder Aggression. Aus ihrer Sicht «verschwinden» sie auch nicht oder «hauen ab», sondern kommen dringenden Verpflichtungen nach.

Für Außenstehende ist der Grund des Wegwollens oft nicht nachvollziehbar. Dorotheas Angehörige haben versucht, sie zur Einsicht zu bringen, indem sie sagten: «Du hast doch gar keine Hühner.» Und schon kam die Katastrophe ins Rollen. Denn Demente verteidigen ihre Realität auf Biegen und Brechen.

Unterlasse es deshalb unbedingt, dem Demenzkranken zu sagen, dass er mit seiner Vorstellung falschliegt. Kein Argument der Welt kann ihn vom Gegenteil überzeugen, und die Wahrscheinlichkeit ist groß, dass ihr euch in einen Konflikt verstrickt, der alles noch schlimmer macht.

Versuche stattdessen herauszufinden, warum dein Angehöriger unbedingt irgendwo hinwill. Oft glauben Menschen mit Demenz, dass sie etwas vergessen haben (Beispiel: hat den Autoschlüssel im Zündschloss stecken lassen und muss ihn nun dringend holen) oder dass sie dringende Verpflichtungen hätten (Beispiel: muss fürs Abendessen einkaufen gehen). Dann gehe am besten folgendermaßen vor:

1. Zeige ehrliches Verständnis für seine Panik. Stell dir vor, wie es dir gehen würde, wenn du dein Auto mit dem Schlüssel im Schloss hättest stehen lassen. Sage: «Ich verstehe, dass du dir Sorgen machst», und berühre ihn dabei vorsichtig an der Schulter, oder reiche ihm die Hand. Atme durch, bleibe ruhig und entspannt.
2. Beruhige ihn weiter, indem du ihm z. B. versicherst: «Dein Auto ist bei uns sicher geparkt.» Dazu könntest du ihm, sofern vorhanden, ein Foto des Autos zeigen. Sei kreativ! Jede «Geschichte», die den Kranken beruhigt, ist erlaubt. Die Hühner hast du selbstverständlich schon gefüttert. Viele Angehörige sträuben sich dagegen, den Demenzbetroffenen zu «belügen». Hier geht es nicht um lügen oder Wahrheit sagen, sondern darum, dich in die Lage eines Kranken zu versetzen und auf seine Bedürfnisse einzugehen. «Fantasiegeschichten» sind die einzige Möglichkeit, wie du dem Demenzpatienten helfen kannst!
3. Versichere immer wieder, dass alles okay ist. Denke daran: Ein Demenzkranker kann sich nicht mehr selbst beruhigen, er braucht dich dazu.
4. Lenke deinen Angehörigen ab. Tätigkeiten oder Aufgaben, die ihm Freude machen oder beruhigen, sind dafür besonders geeignet. Hier einige Anregungen:
   - Knoten entknoten
   - Wäsche in die Waschmaschine geben
   - Wäsche zusammenlegen
   - Rücken massiert bekommen
   - Spazierengehen
   - gemeinsam ein Fotoalbum anschauen
   - Tisch decken

- Bett machen
- Spielkarten sortieren
- Werkzeuge sortieren
- Knöpfe sortieren
- Wäsche aufhängen
- mit Wasserfarben malen
- Gymnastik
- Hände massieren lassen
- Fußgymnastik
- Mandala ausmalen
- Malen nach Zahlen
- Boden fegen
- Haare frisieren lassen
- gemeinsam eine Mahlzeit zubereiten
- in den Zoo gehen
- einen Bauernhof besuchen
- gemeinsam ein Märchen lesen
- Radio hören
- Kleidung ein- und auspacken
- mit Fingerfarben malen
- ein zahmes Tier streicheln
- ein Lied singen
- tanzen
- zur Musik klatschen und schunkeln
- gemeinsam Lebensmittel kaufen
- Eis essen gehen
- Mensch-ärger-dich-nicht spielen
- Pflanzen umtopfen
- Wolle aufwickeln
- Blumen gießen
- ein Tier füttern
- Menschen beobachten und darüber reden

Solltest du einmal nicht herausfinden können, weshalb der Demente weg möchte, dann verwende universelle Beruhigungssätze wie «Alles ist gut» oder «Ich habe mich schon darum gekümmert».

> **Dein Rezept, falls dein Angehöriger wegwill:**
> 1. **ihn ernst nehmen und Verständnis äußern;**
> 2. **ihn mit einer «Fantasiegeschichte» beruhigen;**
> 3. **Diskussionen unterlassen;**
> 4. **ihm versichern, dass alles okay ist;**
> 5. **ihn vom Thema ablenken.**

«Was ist besser: Pflegeheim oder den Kranken zu Hause leben lassen?»

CORNELIA E.

Cornelia hatte schon immer ein enges Verhältnis zu ihrer Mutter. Täglich hilft sie ihr im Haushalt und bei der Körperpflege. Noch lebt die demenzkranke Hilde allein. Doch in letzter Zeit werden Hildes Einschränkungen immer massiver, und Cornelia ist sich unsicher, ob die aktuelle Wohnsituation noch die richtige ist: Was, wenn sie stürzt, wenn ich nicht da bin? Aber wäre ein Pflegeheim wiederum schlecht für den Krankheitsverlauf? Was möchte meine Mutter? Solche und ähnliche Fragen gehen Cornelia durch den Kopf. Kommen sie dir bekannt vor? Du liebst deinen dementen Partner, Vater, Opa, deine kranke Mutter oder Oma, und du möchtest, dass es deinem Angehörigen so gut wie möglich geht und er bestens versorgt ist. Bestimmt hast auch du dir schon häufiger die Frage gestellt, was besser für ihn ist: ins Pflegeheim zu gehen oder zu Hause zu bleiben?

Vielleicht hat der Demenzkranke auch explizit den Wunsch geäußert, zu Hause bleiben zu wollen, oder du hast ihm versprochen, ihn niemals in ein Heim zu geben, und verzweifelst nun an diesem Versprechen? Vielen Angehörigen geht es wie dir. Gerne helfe ich dir einzuschätzen, was für den Demenzkranken besser ist.

Grundsätzlich ist ein Ortswechsel für Demenzkranke, die erst wenige Jahre in ihrem Zuhause leben, oft weniger einschneidend, da ihnen die eigene Wohnstätte ohnehin nicht sehr oder nicht mehr vertraut ist.

Für Demente dagegen, die schon seit Jahrzehnten in derselben Wohnung oder im selben Haus leben, ist es besser, wenn sie so lange wie möglich dort wohnen bleiben können: Das bekannte Zuhause ist meistens der letzte Ort, an dem sie sich zumindest noch teilweise zurechtfinden und dadurch sicher fühlen, was einen großen Einfluss auf ihre Lebensqualität hat. Wichtig ist allerdings, dass dein Angehöriger in den eigenen vier Wänden noch gut versorgt werden kann. Viele Kranke gefährden sich im eigenen Heim, da sie vergessen zu trinken und zu essen, verwahrlosen oder – im schlimmsten Fall – den Gasherd nicht zudrehen. Mobiler Essensservice sowie ambulante Betreuung und Pflege können in diesen Fällen unterstützen (Adressen und Links findest du im Serviceteil ab S. 243). Außerdem kannst du die Wohnung oder das Haus des Betroffenen durch verschiedene Maßnahmen demenzsicher gestalten (siehe dazu auch «Wie gestalte ich die Wohnung meiner demenzkranken Mutter sicher?» auf S. 93). Oft sind Umbauten nötig: Kann der Kranke z. B. die Badewanne nicht mehr nutzen, muss eine Dusche eingebaut werden, oder er benötigt einen Treppenlift, wenn er die Stufen nicht mehr schafft. Die Pflegeversicherung oder Krankenkasse unterstützt hier meistens finanziell – frage bei Bedarf unbedingt dort nach.

Demenzbetroffene mit einem aktiven privaten Hilfsnetzwerk, professioneller Unterstützung und guten wohnlichen Voraussetzungen können also durchaus bis an ihr Lebensende zu Hause leben.

Die Realität sieht allerdings häufig so aus: Der Kranke hat nur wenige Angehörige, die mit den zahlreichen Aufgaben überfordert sind oder weit weg wohnen. Ambulante Betreuung oder Pflege ist nicht verfügbar oder zu teuer, und die nötigen Umbaumaßnahmen scheitern an zu geringen Zuschüssen oder sind schlichtweg nicht machbar. Oder der Demenzbetroffene gefährdet trotz Unterstützung sich oder andere.

Hast du alle Hilfsmöglichkeiten ausgeschöpft oder deine Gesundheit leidet womöglich darunter, dass der Demente noch zu Hause wohnt, darfst du guten Gewissens die Entscheidung treffen, dass ein Umzug in ein Heim oder eine Demenz-Wohngemeinschaft nötig ist (im Serviceteil ab S. 243 findest du Adressen und Links von Anlaufstellen, die dir helfen, ein Heim oder eine Demenz-Wohngemeinschaft an deinem Wunschort zu finden). Ein gutes Pflegeheim bzw. eine Demenz-Wohngemeinschaft haben auch Vorteile:

- die Umgebung ist sicher gestaltet,
- dein Angehöriger wird rund um die Uhr betreut,
- er ist von Gleichaltrigen umgeben,
- er wird täglich in Aktivierungen eingebunden, die das Gedächtnis trainieren,
- er kann an Veranstaltungen wie jahreszeitliche Festen oder Gottesdiensten teilnehmen,
- das Personal vor Ort ist darin geschult, mit Demenzbetroffenen umzugehen,
- gesundes Essen und Trinken in ausreichender Menge sind sichergestellt,
- das Pflegepersonal achtet auf mögliche Nebenerkrankungen und verständigt falls nötig einen Arzt,

- der Demente hat ausreichend Bewegungsfreiheit,
- du wirst entlastet und kannst dadurch geduldiger mit deinem Angehörigen umgehen,
- du kannst deine Zeit mit dem Demenzkranken für schöne Aktivitäten nutzen.

Achte darauf, dass du ein gut geführtes Pflegeheim auswählst. Die monatlichen Kosten sind unterschiedlich. Teurer muss nicht unbedingt besser bedeuten, kann aber. Nutze meine Checkliste in meiner Antwort auf «Woran erkenne ich ein gutes Pflegeheim?» auf S. 80, um ein geeignetes Heim zu identifizieren.

Die genannten Vorteile gelten auch für eine Demenz-Wohngemeinschaft. Hier kommen sogar noch welche hinzu: Die Wohngruppen sind meist kleiner und die Wohnumgebung heimeliger. Leider gibt es bisher nur wenige Demenz-Wohngemeinschaften. Erkundige dich bei deiner Krankenkasse oder Gemeinde, ob es eine in deiner Nähe gibt.

So oder so: Frage bei dem Heim oder der Demenz-Wohngemeinschaft deiner Wahl nach, ob es möglich ist, deinen Angehörigen auf eine Warteliste für einen Platz dort setzen zu lassen. Kümmere dich frühzeitig darum, da die Wartezeit häufig mehrere Jahre beträgt.

> **Eines der besten Argumente für ein Pflegeheim ist: Du gewinnst Zeit für schöne Aktivitäten mit deinem Angehörigen.**

«Wie gestalte ich die Wohnung meiner demenzkranken Mutter sicher?»

HELENE U.

«Hoffentlich ist alles in Ordnung bei ihr», denkt Helene, während sie versucht, sich auf ihre Buchhaltung zu konzentrieren. Erst vor Kurzem war ihre demenzkranke Mutter im Flur gestürzt und hatte stundenlang dort gelegen, bis Helene nach der Arbeit vorbeigekommen war. Zum Glück hatte sie sich nichts getan!

Erwischst du dich häufiger bei ähnlichen Gedanken? Aufgrund ihrer geistigen Einschränkungen sind Demente sehr unfallgefährdet. Um das Risiko einer Verletzung oder eines Unfalls zu minimieren, ergreife folgende Maßnahmen im Zuhause deines Angehörigen:

Aufgabe	erledigt
Sind alle Stolperfallen beseitigt (z. B. Wellen im Teppichboden, lose Kabel)?	
Ist der Bodenbelag rutschfest?	
Sind die Regler an den Heizkörpern gesichert (z. B. mit Thermostat-Stift, Behördenkappe / Vandalismusschutz oder integrierter Sperre)?	
Sind alle Steckdosen mit Sicherungen versehen?	
Ist das Bügeleisen entfernt bzw. mit Abschaltautomatik versehen?	
Sind Rauchmelder angebracht bzw. geprüft?	
Sind gefährliche Gegenstände (Feuerzeuge, Werkzeuge, Streichhölzer, Nadeln etc.) entfernt?	
Ist die Wohnungstür von außen zu öffnen, auch wenn der Schlüssel steckt? Falls nicht, ersetze das Schloss mit einem Türzylinder mit Not- und Gefahrenfunktion, ggf. nach Absprache mit dem Vermieter.	
Sind giftige und stachelige Pflanzen entfernt?	
Ist die komplette Wohnung gut beleuchtet?	
Sind Nachtlichter bzw. Bewegungsmelder angebracht?	

Aufgabe	erledigt
Sind Reinigungsmittel, Medikamente, Chemikalien sicher verwahrt?	
Ist die Dekoration reduziert?	
Sind Schrank- und Zimmertüren mit deren Inhalt bebildert?	
Ist die Wanduhr gut lesbar?	
Sind überall Handgriffe / Geländer installiert?	
Wasserhähne: Ist ein Verbrühschutz installiert?	
Sind Schlüssel von Wohnungstüren entfernt, um versehentliches Einschließen zu verhindern (z. B. Badezimmer)?	
Sind Treppenabsätze rutschsicher und kontrastreich gekennzeichnet (z. B. mit farbigem Klebeband)?	
Ist der Treppenabsatz durch Absperrgitter gesichert?	
Sollte sich dein Angehöriger im Spiegel nicht mehr selbst erkennen und dadurch ängstigen oder aggressiv werden: Sind Spiegel und spiegelnde Oberflächen entfernt bzw. abgeklebt?	
Sind die Laufwege freigeräumt?	
Gibt es ausreichend Sitzgelegenheiten?	
Sind Gegenstände, die regelmäßig benutzt werden, auf Augenhöhe gelagert?	
Sind regelmäßige Check-up-Anrufe per Telefon (möglichst immer zur gleichen Zeit) organisiert?	
Ist ein Zweitschlüssel bei einer ortsnahen Vertrauensperson hinterlegt?	

Küche	erledigt
Ist der Herd abgeschaltet / mit Abschaltautomatik versehen? (besser Mikrowelle nutzen)	
Ist die Küchenausstattung reduziert?	
Ist das Geschirr bruchsicher?	
Sind Gebrauchsgegenstände gut erreichbar und sichtbar positioniert?	
Sind gefährliche Gegenstände wie scharfe Messer, Scheren etc. entfernt oder vor dem Dementen sicher verwahrt?	

Bad	erledigt
Sind Armaturen und Toilettenbrille kontrastreich gekennzeichnet? (Nutze farbiges Klebeband; die Farbe Rot wird besonders gut wahrgenommen.)	
Ist der Toilettendeckel entfernt?	
Ist eine Toilettensitzerhöhung angebracht?	
Sind Haltegriffe neben der Toilette angebracht?	
Ist es möglich, die Tür nach außen zu öffnen?	
Sind Antirutsch-Matten in der Dusch- / Badewanne ausgelegt?	
Gibt es einen Sitzhocker in der Dusche?	

Wohnzimmer	erledigt
Sollten die Stimmen im TV / Radio den Kranken verwirren oder ängstigen: Sind TV / Radio entfernt oder für den Betroffenen unzugänglich?	

Balkon	erledigt
Ist die Brüstung hoch genug?	
Ist es möglich, die Balkontür von außen zu öffnen?	

Ein Notrufknopf, der als Armband oder Kette getragen wird, ist nur sinnvoll, solange der Demenzpatient noch versteht, wie er diesen benutzen muss. Wird der Knopf betätigt, weil der Nutzer z. B. gestürzt ist, meldet sich über einen in der Wohnung installierten Lautsprecher ein Mitarbeiter, der versucht, Kontakt mit dem Senior aufzunehmen. Bei Bedarf verständigt der Notrufmitarbeiter einen Rettungswagen. Diverse Anbieter, wie z. B. die Malteser oder das Deutsche Rote Kreuz, findest du im Internet.

> **Nutze alle Möglichkeiten, um die Wohnung deines Angehörigen sicher zu gestalten.**

«Soll ich dem Kranken die Wahrheit sagen, dass er ins Pflegeheim kommt? Wie soll ich reagieren, wenn er sich dagegen wehrt?

LINDA W.

Für Linda war klar: Es gibt keine andere Möglichkeit mehr. Ihre an Alzheimer erkrankte Oma muss zukünftig zu ihrer eigenen Sicherheit in einem Pflegeheim versorgt werden. Linda hadert mit sich: Soll ich es ihr sagen oder nicht? Wenn ich es ihr sage, ist sie vielleicht böse auf mich oder traurig. Sage ich es ihr nicht, was mache ich dann, wenn es so weit ist? Linda ist hin- und hergerissen.

Steckst du in derselben Situation? Hast du Sorge, dass der Demente womöglich sauer auf dich ist, wenn er in ein Heim umziehen soll? Vielleicht hast du ihm sogar irgendwann mal versprochen, ihn niemals ins Pflegeheim zu geben, und dein schlechtes Gewissen plagt dich deshalb?

Erst einmal möchte ich dir erklären, warum es Menschen mit Demenz so schwerfällt umzuziehen: Das vertraute Heim hat für viele alte Menschen generell eine immense Bedeutung, vor allem wenn sie dort sehr lange gelebt haben und mit dem Ort viele Erinnerungen verbinden. Hier kennen sie sich aus, hier fühlen sie sich sicher. «Da draußen» hingegen finden sie sich immer schlechter zurecht und sind von allem überfordert.

Hinzu kommt: Jeder – wirklich jeder – Mensch mit Demenz wehrt sich gegen Veränderungen. Denn Veränderungen machen ihm Angst. Nachvollziehbar, denn er ist ja bereits mit den alltäglichen Aufgaben überfordert. Er weiß nicht, was das für Sachen im Schrank sind, wer wieder seine Brille versteckt hat oder wo die Toilette ist. Gleichzeitig schätzt er seine eigenen Fähigkeiten falsch ein. Er kann doch noch alles allein, warum sollte er also in ein Pflegeheim umziehen?

Sagst du dem Kranken, dass er ins Pflegeheim kommt, musst

du dich womöglich rechtfertigen und erleben, dass er sich vehement dagegen wehrt. Die Folge: Du fühlst dich mies. Verschweigst du ihm die Wahrheit, hast du das Gefühl, ihn anzulügen und reinzulegen, zumal es irgendwann ja sowieso rauskommt. Die Folge: Auch hierbei fühlst du dich mies.

Um dich aus diesem Dilemma zu befreien, ist es wichtig, dass Demente Informationen nicht mehr adäquat verarbeiten und dementsprechend Entscheidungen nicht mehr logisch nachvollziehen können. Du kannst demnach die besten Argumente für das Pflegeheim haben und wirst deinen Angehörigen trotzdem nicht davon überzeugen können. Erzählst du ihm also von deiner Entscheidung, werden höchstwahrscheinlich end- und sinnlose Diskussionen, Wutausbrüche, Tränen und Aggression folgen. Halte dir vor Augen: Einem Säugling erklärst du auch nicht, warum du ihm eine Windel anziehst, weil du weißt, dass er es nicht verstehen würde.

Aus diesen Gründen rate ich dir, dem Demenzbetroffenen nicht zu sagen, dass er ins Pflegeheim umziehen muss.

Du fragst dich, was du stattdessen sagen sollst, wenn dich der Demente gezielt fragt oder der konkrete Umzug vor der Tür steht?

Sage alles, was ihn beruhigt. Du kannst z. B. behaupten, dass er in den Urlaub fährt oder auf Kur geht. Jetzt spüre ich deinen inneren Aufschrei: «Ich kann doch meinen Angehörigen nicht anlügen!» Ich frage dich: Was für eine Alternative hast du? Du hast keine. Außerdem bezweckst du mit dieser Notlüge etwas Gutes: Du schützt einen kranken Menschen, dem die Wahrheit schaden würde. Du handelst verantwortungsvoll und mitfühlend.

Sollte sich der Demenzpatient trotzdem vehement wehren, kannst du den Umzug nur durchsetzen, wenn du über eine Vollmacht verfügst, die besagt, dass du über den Bestimmungsort des Kranken entscheiden darfst. Lasse dich zu deinen Möglichkeiten von einem Betreuungsverein beraten. Solltest du keine Vollmacht haben und deiner Meinung nach ein Umzug ins Pflegeheim unbedingt nötig sein, hilft dir auch in diesem Fall ein Betreuungsverein weiter (Adressen und Links siehe Serviceteil ab S. 243).

Generell gilt: Stellt der Demenzbetroffene Fragen, denen du zu seinem Besten ausweichen möchtest, lenke ihn ab. Eine Angehörige erzählte mir, dass sie ihren Vater – einen ehemaligen Konditor – dann immer nach einem Tortenrezept fragt. Es funktioniert jedes Mal!

Auch wenn es dir widerstrebt: Dem Demenzkranken die Wahrheit zu verschweigen, die er nicht verstehen kann, bedeutet, verantwortungsvoll und mitfühlend zu handeln.

«Ich bin mit meinen Kräften am Ende, möchte meinen Partner aber nicht ins Pflegeheim abschieben. Was soll ich tun?»

THERESA W.

Carsten und Theresa sind bereits über 55 Jahre verheiratet. Carsten ist an Lewy-Körper-Demenz erkrankt (siehe dazu auch «Welche Demenzformen gibt es?» auf S. 24), und seine Sinnestäuschungen werden täglich schlimmer. Vor Kurzem sah er mitten in der Nacht russische Soldaten im Schlafzimmer und verließ fluchtartig das Haus. Stundenlang musste Theresa nach ihm suchen. Theresa, selbst bereits 74 Jahre alt und an schwerer Gicht leidend, ist am Ende ihrer Kräfte. Trotzdem fühlt sie sich verpflichtet, sich um ihren Carsten zu kümmern, und scheut sich, ihn in ein Pflegeheim zu geben. Erlebst du Ähnliches?

Viele Angehörige, insbesondere langjährige Ehepartner und Kinder, zögern den Umzug ins Pflegeheim lange hinaus, weil sie den Betroffenen nicht «abschieben» möchten. Die Sorge, von Außenstehenden kritisiert zu werden, kommt dazu. Manche schämen sich auch für die Erkrankung des Angehörigen und vermeiden dadurch von vorneherein jede Hilfeleistung.

Keiner – wirklich keiner – kann einen Demenzpatienten dauerhaft allein versorgen. Daher ist es wichtig, dass du frühzeitig jede Hilfsmöglichkeit nutzt:

- Bitte Angehörige, Freunde, Nachbarn um Hilfe. Du wirst positiv überrascht sein, wie viele Menschen aus deinem Umfeld bereit sind zu helfen, wenn du offen auf sie zugehst. Schaffe dir ein Helfernetzwerk, und teilt die Aufgaben untereinander auf.
- Auch bei Ehrenamtsbörsen oder der Nachbarschaftshilfe kannst du wertvolle Unterstützung erhalten (Kontakte und Links dazu siehe Serviceteil ab S. 243).
- Lass dich von einem professionellen Pflegedienst beraten, wie er dich entlasten kann. Du könntest z. B. die morgendliche Körperpflege abgeben, oder eine Betreuungsassistenz beschäftigt deinen Angehörigen mehrmals pro Woche. Frage außerdem bei der Pflegeversicherung des Demenzbetroffenen nach finanzieller Unterstützung. Die Pflegeversicherung erreichst du immer über die betreffende Krankenkasse.
- Schaffe dir regelmäßig Auszeiten, in denen du die Betreuung deines Angehörigen einem anderen überlässt. Nutze die Zeit für dich und tu dir Gutes. Gehe zum Friseur, triff dich mit einer Freundin, oder mache einen Spaziergang. Denk immer daran: Nur wenn es dir gut geht, kannst du dich gut um den Demenzkranken kümmern.
- Eine 24-Stunden-Hilfe, die bei euch zu Hause wohnt, kann für große Entlastung sorgen. Diverse Anbieter findest du online (siehe auch Serviceteil ab S. 243).

- Viele Pflegeheime bieten Kurzzeitpflegeplätze. Das bedeutet, dass der Demente dort für eine oder mehrere Wochen – je nach Absprache – untergebracht ist und rundum versorgt wird. In der Zwischenzeit kannst du Urlaub machen und weißt deinen Liebsten gleichzeitig gut versorgt.
- Urlaub mit deinem Angehörigen ist nicht mehr möglich? Ich sage doch. Es gibt Angebote speziell für Demenzkranke mit gesundem Begleiter. Während der Auszeit wird der Demente stundenweise betreut, sodass du täglich Zeit für dich hast (Adressen und Links dazu siehe Serviceteil ab S. 243).

Lass dich zu weiteren Unterstützungsmöglichkeiten in deiner Nähe von der Kranken- und/oder Pflegekasse des Demenzbetroffenen beraten. Du hast dich professionell beraten lassen? Alle möglichen Helfer sind aktiviert, und du fühlst dich weiterhin ausgebrannt? Wahrscheinlich ist dir aufgefallen, dass du mit deinem Angehörigen immer ungeduldiger wirst, vielleicht sogar mal laut oder unbeherrscht. Danach plagt dich dein schlechtes Gewissen. Ein Teufelskreis beginnt, der dir und dem Menschen mit Demenz schadet. Es ist Zeit, umzudenken und den Wechsel in ein Pflegeheim in Betracht zu ziehen.

In vielen Fällen ist ein Umzug in ein Pflegeheim sinnvoll und die beste Lösung. Wichtige Gründe dafür sind:

- Die Wohnung oder das Haus ist ungeeignet, um den Demenzkranken angemessen zu pflegen (z. B. Bad ist zu klein für einen Badewannenlifter).
- Dein Angehöriger läuft immer wieder weg und gefährdet sich dadurch selbst.
- Der Demente bedroht dich körperlich, und du machst dir Sorgen um deine eigene Sicherheit.
- Deine eigene Gesundheit – körperlich oder geistig – leidet unter der Demenzpflege.

- Du hast Gebrechen, die eine ausreichende Versorgung deines Angehörigen unmöglich machen.
- Du erhältst zu wenig oder keine Hilfe von anderen wie Familie, Ehrenamtliche, Pflegedienst.
- Du merkst, wie du gegenüber dem Dementen immer ungeduldiger, vielleicht sogar aggressiv wirst.
- Du fühlst dich regelmäßig überfordert und vernachlässigst schon länger dich selbst.
- Du schläfst kaum noch und hast keine Energie.

Trifft einer der oben genannten Punkte auf dich zu, ermutige ich dich, einen Umzug deines geliebten Angehörigen einzuleiten. Du bist dir in deiner Einschätzung unsicher? Frage Helfer, Familie, Freunde nach deren Meinung. Ist in ihren Augen ein Wechsel in ein Pflegeheim sinnvoll? Höre dir Argumente Außenstehender offen an. Alternativ kannst du dich in Selbsthilfegruppen – vor Ort oder online – mit anderen pflegenden Angehörigen (Adressen und Links dazu siehe Serviceteil ab S. 243) oder mit dem behandelnden Arzt zu diesem Thema austauschen.

Natürlich ist es wichtig, dass du bei der Wahl des Seniorenheims oder einer Demenz-Wohngemeinschaft (Adressen und Links dazu siehe Serviceteil ab S. 243) ein gutes Gefühl hast. Nutze dafür meine Checkliste von Frage «Woran erkenne ich ein gutes Pflegeheim?» auf Seite 80. Außerdem lade ich dich ein, deine Sichtweise auf Pflegeheime zu ändern. Ein Seniorenheim hat viele Vorteile – für dich und den Kranken. Die wichtigsten sind:

- Dein Angehöriger ist rund um die Uhr betreut und erhält im Notfall schnelle Hilfe. Dies kann dem Demenzbetroffenen ein Gefühl von Sicherheit geben.
- Fachkräfte, die in Demenz geschult sind, und Aktivierungsangebote sorgen dafür, dass die Erkrankung langsamer voranschreitet.
- Zieht dein Angehöriger in ein Pflegeheim, gibst du damit vor

allem die alltäglichen Versorgungsaufgaben ab. Das Schöne: Euch bleibt viel mehr Zeit für eure persönliche Beziehung. Statt dem Demenzbetroffenen beim Duschen helfen zu müssen, hast du nun Zeit für einen gemeinsamen Tierparkbesuch. Statt ihn beim Ankleiden unterstützen zu müssen, hast du Energie für ein Brettspiel. Fokussiere auf die gewonnene Zeit miteinander und nutze sie, um positive Erlebnisse für euch zu schaffen.

> **Gibst du deinen Angehörigen in ein Pflegeheim, gewinnst du Zeit, um eure persönliche Beziehung zu pflegen.**

«Welche Unterstützungsmöglichkeiten gibt es für zu Hause?»

KARLA N.

Ungefähr 80 % aller Demenzkranken werden zu Hause versorgt; 20 bis 35 % sogar bis zu ihrem Tod.[37] Umso wichtiger ist es, dass pflegende Angehörige Unterstützung bekommen – auch du! Die Pflege eines Menschen mit Demenz ist eine 24-Stunden-Mammut-Aufgabe, die dauerhaft nur mit Mitwirkung anderer zu schaffen ist. Suche dir deshalb so früh wie möglich Hilfe bei der Pflege und Betreuung zu Hause. Viele Angehörige kümmern sich erst darum, wenn sie bereits völlig ausgebrannt sind. Damit schadest du nicht nur dir, sondern auch dem Demenzbetroffenen. Du hast folgende Optionen:

Aufgabenfeld	mögliche Helfer / Dienstleister
Medikamentengabe	► ambulanter Pflegedienst
Körperpflege	► ambulanter Pflegedienst ► 24-Stunden-Hilfe
Beschäftigung & Betreuung	► Betreuungsassistenz ► ehrenamtliche Helfer (z. B. über Nachbarschaftshilfe) ► tageweise Betreuung in einer Tagespflege ► Betreuungsgruppe (z. B. Caritas, Kirchengemeinde)
Mahlzeiten	► mobiles Essen (z. B. Malteser, Johanniter) ► Betreuungsassistenz unterstützt bei der Nahrungsaufnahme
Sicherheit	► Hausnotruf (z. B. Deutsches Rotes Kreuz)
Haus / Wohnung	► Wohnberatung der Gemeinde oder eines Pflegestützpunkts
Urlaub	► Urlaub für Menschen mit Demenz und Angehörige (z. B. Langenargen am Bodensee, Demenzsensibler Urlaub auf dem Bauernhof) ► Kurzzeitpflege in einem Pflegeheim

Nützliche Adressen und Links dazu findest du im Serviceteil ab S. 243.

Hole dir Hilfe, bevor du ausgebrannt bist.

«Wie gestalte ich Besuche im Pflegeheim?»

EVA S.

Seit nunmehr zwei Wochen lebt Irma, Evas Großmutter, im Pflegeheim. Der Umzug gestaltete sich schwierig, da Irma nicht verstehen konnte, was vor sich ging, und panisch reagierte. Eva plagt seitdem ihr schlechtes Gewissen und möchte daher bei ihren regelmäßigen Besuchen alles richtig machen. Geht es dir auch so?

Toll, dass du dir Gedanken dazu machst, denn bei einem Besuch im Pflegeheim kannst du vieles falsch machen. Möchtest du einen Menschen mit Demenz im Pflegeheim besuchen, sollte dein Motto «weniger ist mehr» sein. Warum? Viele Demente wirken, als wären sie abwesend und würden ihre Umwelt kaum noch wahrnehmen, doch das ist nur bedingt richtig. Das demenzgeschädigte Gehirn nimmt noch viele Reize auf, sogar mehr Reize, als ihm guttun. Dazu gehören vor allem Geräusche, Lichter, Bewegung, Gerüche, Berührungen. Trubel überfordert Demenzbetroffene schnell und führt zu deren Rückzug oder Aggression.

Gestalte deine Besuche daher sehr reduziert:

- Gehe möglichst allein hin.
- Nimm zuerst Augenkontakt auf, bevor du sprichst.
- Biete deine Hand zum Händeschütteln an.
- Stelle dich mit Namen und eurem Beziehungsverhältnis vor, z. B. «Ich bin Eva, deine Enkelin». Ist die Demenz schon weiter fortgeschritten, kann es sein, dass der Demenzbetroffene vergessen hat, dass er Kinder und Enkelkinder etc. hat und deshalb euren Beziehungsstatus vehement abstreitet oder darauf besteht, dich nicht zu kennen. Dann nenne zukünftig nur noch freundlich deinen Namen.
- Rede in kurzen Sätzen – sage bei Dementen mit sehr eingeschränkten Fähigkeiten sogar nur ein Wort.
- Nutze einfache Worte.
- Nenne immer nur eine Information pro Satz und mache dann eine Pause, damit dein Angehöriger diese verarbeiten kann.
- Tue immer nur eine Sache auf einmal: reden, anfassen, bewegen.
- Unterlasse es, Fragen zu stellen. Denn Fragen setzen voraus, dass wir diese beantworten, was den Betroffenen aufgrund

seiner Vergesslichkeit massiv unter Druck setzt. Ersetze Fragen mit Aussagen. Statt zu fragen: «Wie geht es dir?», sagst du: «Mir geht es gut.» Statt zu fragen: «Weißt du, wer ich bin?», sagst du «Ich bin Maria.» Warte dann ab, ob der Demenzpatient auf deine Aussage reagieren möchte. Reagiert er nicht, lasse es so stehen.

- Lasse dem Dementen viel Zeit zu reagieren. Jeglicher Vorgang, ob essen, gehen oder reden, dauert bei Demenzkranken deutlich länger – lass ihm diese Zeit.
- Wusstest du, dass Bewegung nicht nur die Muskeln, sondern auch das Gehirn trainiert? Bewegung ist daher für Menschen mit Demenz überaus wichtig. Lade also deinen Angehörigen zu einem Spaziergang ein, das tut euch beiden gut.

Viele Angehörige fragen sich, was sie mit dem Demenzpatienten während ihres Besuchs machen können. Hier einige Anregungen:

- Eis oder Kuchen essen gehen
- vorlesen
- ein Fotoalbum anschauen
- ein Gesellschaftsspiel spielen, solange ihm dieses noch leichtfällt
- malen
- Wolle aufwickeln
- gemeinsam beten
- an verschiedenen Gewürzen riechen
- zusammen ein Großpuzzle machen, solange ihm dieses noch leichtfällt
- auf einer Hollywoodschaukel sitzen
- Vögel füttern und beobachten
- Socken sortieren
- stempeln
- Servietten oder Wäsche falten

Nimm es nicht persönlich, wenn dein Angehöriger deine Angebote ablehnt. Hinter der Ablehnung steckt meistens Überforderung oder Angst. Schlage einfach etwas anderes vor!

Es ist auch völlig in Ordnung, bei Besuchen einfach gemeinsam «nichts» zu tun. Allein deine Präsenz kann schon Positives bewirken. Probiere beim nächsten Besuch aus, einfach nur still neben dem Dementen zu sitzen und die Nähe und Ruhe zu genießen.

Schwieriges Verhalten

Du mühst dich täglich für deinen dementen Angehörigen ab und wirst dennoch von ihm beleidigt, angeschrien oder verdächtigt, ihn bestohlen zu haben? Das Gefühl, nicht wertgeschätzt zu werden, im Gegenteil, trotz deiner Bemühungen noch runtergemacht zu werden, verletzt dich sicher zutiefst. Daher ist es wichtig zu wissen, dass Beleidigungen, Aggression oder Anschuldigungen Teil des Krankheitsbilds Demenz sind. Die nachfolgenden Fragen widmen sich diesem Bereich, und ich gebe dir wertvolle Tipps, wie du mit schwierigen Verhaltensweisen am besten umgehst.

«Mein Schwiegervater wird immer aggressiver. Hast du dazu Tipps?»

ELISABETH K.

Schlagen, kratzen, beißen, spucken, anschreien oder beschimpfen – Aggression bei Demenz zeigt sich in vielen verschiedenen Formen. Eine demente Dame, der ich beim Toilettengang helfen wollte, holte aus und versuchte, mir ins Gesicht zu schlagen. Das traf mich damals völlig unvorbereitet, und ich fragte mich, was ich falsch gemacht hatte. Hast du dich das auch schon häufiger gefragt, wenn dein Angehöriger dich beschimpft oder gestoßen hat? Fällt es dir schwer, das einzuordnen, fühlst du dich verletzt und gekränkt durch dieses Verhalten? Heute kann ich dir sagen, dass der Demenzkranke aufgrund mangelnder Selbstkontrolle Aggression zeigt und sie gleichzeitig ein Ausdruck tiefer Verzweiflung ist.

Dein gesundes Gehirn hilft dir, deine Gefühle auszudrücken, sie auszuformulieren, und sagt dir zudem, was in unserer Gesellschaft angebracht ist und was nicht. Verrechnet sich der Kellner im Restaurant, prügelst du nicht gleich auf ihn ein, sondern weist ihn höflich auf seinen Fehler hin. Ein Mensch mit Demenz kann seine Gefühle nicht mehr zügeln; sein aggressives Verhalten sendet immer die Universalbotschaft: «Etwas stimmt nicht, und ich möchte das ändern.»

Aggressives Verhalten bedeutet für dich sowie den Demenzbetroffenen viel Stress. Du kannst Wutausbrüche vermeiden, indem du herausfindest, «was nicht stimmt», und diese Ursache beseitigst oder vermeidest. Die häufigsten Gründe für aggressives Verhalten bei Demenz sind:

- Frust
- Überforderung
- unerfüllte Bedürfnisse
- Angst
- Schmerzen

Frust

Frust ist ein sehr häufiger Auslöser für Aggression. Frust, nicht verstanden zu werden, Frust, etwas nicht zu dürfen, Frust, etwas nicht mehr zu können. Versetze dich in die Lage des Betroffenen: Wie würde es dir gehen, wenn du nicht mehr sagen könntest, was du möchtest, dir nichts mehr merken könntest und du dich ständig verlaufen würdest? Man dir ständig vorschreiben würde, was du zu tun hast? Vor allem Kranke, die ihre Einschränkungen noch wahrnehmen können, sind häufig frustriert. Verständlich, oder? Zeige dein Verständnis, indem du sagst: «Ich kann dich verstehen», und lege dem Dementen dabei die Hand auf die Schulter. Sobald er sich etwas beruhigt hat, lenke ihn ab. Motiviere ihn zu einer Aktivität, die ihm Freude macht oder die ihn beruhigt. Häufig hilft Bewegung oder Musik.

Mein Tipp: Notiere Aktivitäten und Aufgaben, mit denen sich dein Angehöriger gut ablenken lässt. Teile diese Liste mit allen Betreuenden und aktualisiere sie fortlaufend.

Gibt es alternativ einen Ort, an dem sich der Demenzbetroffene besonders wohlfühlt? Der Fernsehsessel, die Küche oder der Balkon? Führe ihn dorthin.

Sollte sich dein Angehöriger nicht ablenken lassen, gib ihm Raum und Zeit, seinen Frust rauszulassen. Du kannst sicher nachvollziehen, dass es ihn sehr frustriert, seine Selbstständigkeit zu verlieren. Und letztlich stecken hinter seinem Frust tiefe Trauer und Angst.

Seinen Frust rauslassen zu können, ist für deinen Angehörigen wichtig und hilft ihm, sein Schicksal emotional zu verarbeiten. Begleite ihn dabei: Sage «Das frustriert dich» und biete ihm vorsichtig Körperkontakt an. Lehnt er Berührungen ab, akzeptiere das. Manchen Demenzkranken hilft es, wenn sie sich körperlich auspowern dürfen, biete ihm daher einen Spaziergang an. Lass ihm Zeit, sich zu beruhigen. Er wird sich beruhigen. Denn unser Körper kann ein hohes Maß an Aufregung nur eine bestimmte Zeit lang aufrechterhalten.

«Aber ich habe für das alles doch überhaupt keine Zeit», höre ich dich sagen. Ich verstehe dich. Du als pflegender Angehöriger musst dich um den Demenzkranken, Alltägliches wie Haushalt, Einkaufen, Geldgeschäfte, deine Bedürfnisse, deine eigene Familie und oft sogar noch um deinen Beruf kümmern. Halte dir jedoch vor Augen: Sobald du hektisch wirst, wird dein Angehöriger noch frustrierter werden und dich alles noch mehr

Zeit kosten. Für einen Menschen mit Demenz laufen die Uhren deutlich langsamer, weil seine geistigen Fähigkeiten nur noch dafür ausreichen. Betreust du einen Demenzpatienten, hat dies auch Einfluss auf das Tempo, das du gehen kannst, denn der Demente braucht für alles länger. Daher lerne, eure Tage flexibel zu planen: Was kannst du heute weglassen? Was kann warten? Wo kannst du Zeit einsparen? Entspanne dich, alles darf unperfekt sein – alles darf anders sein als früher. Du wolltest heute das Bad putzen? Das reicht auch morgen. Du wolltest unbedingt Kartoffeln einkaufen? Reis schmeckt genauso gut. Du musst dringend zur Arbeit? Erkläre deinem Chef die Situation und bitte ihn um flexible Arbeitszeiten. Statt zu verzweifeln, denke lösungsorientiert. Kommst du allein nicht auf eine Lösung, frage Freunde oder andere Pflegende um Rat. Plane täglich möglichst wenig ein, denn du weißt nie, wie fähig dein Angehöriger ist zu kooperieren. Schaffe dir Freiräume über Familienmitglieder, Freunde, ehrenamtliche Helfer oder eine Betreuungsassistenz, um Dringliches in Ruhe allein erledigen zu können. Priorisiere und hinterfrage, welche Aufgaben du priorisierst. Oft glauben wir, dass bestimmte Dinge unbedingt erledigt werden müssen, obwohl dies überhaupt nicht der Realität entspricht. Verinnerliche diese vier Prinzipien:

- Plane flexibel.
- Denke lösungsorientiert.
- Priorisiere.
- Lasse fünfe gerade sein.

Überforderung

Hat sich die Situation beruhigt, nimm dir Zeit und frage dich, was du vom Kranken verlangt hast, kurz bevor er aggressiv wurde. Sollte er sich duschen lassen, essen, sich hinsetzen? Meist reagieren Menschen mit Demenz aggressiv, wenn sie überfordert sind. Gehe also einen Schritt zurück und frage dich: War das, was ich von ihm verlangt habe, nötig? Und ich meine *wirklich* nötig?

Falls nein, unterlasse es zukünftig. Eure Leben ist jetzt anders. Falls ja, unterteile die Aktion in mehrere kleine Schritte mit Pausen dazwischen. Reduziere außerdem den Umfang, sodass aus Duschen z. B. Waschen am Waschbecken wird.

Achte darauf, dass du einfach und klar formulierst, was du möchtest. Statt: «Setz dich bitte auf das grüne Sofa, da hast du es bequem», sage nur: «Hinsetzen.» Das mag für dich unfreundlich und hart klingen, aber – vertrau mir – du hilfst deinem Angehörigen damit ungemein! Einfache, klare Aussagen versteht er besser, was ihm wiederum Sicherheit gibt. Gleichzeitig stärkt es eure Bindung. Versuche es noch heute!

Unerfüllte Bedürfnisse

Aggressives Verhalten entsteht oft dann, wenn von dem Kranken etwas verlangt wird, er aber in diesem Moment etwas anderes möchte. Verlangst du von deinem Angehörigen, sich hinzusetzen und zu essen, er möchte aber aktuell dringend umhergehen, wird er sehr wahrscheinlich aggressiv reagieren. Demenzkranke haben verlernt, ihre Bedürfnisse hintanzustellen. Daher sei flexibel und erfülle erst das Verlangen deines Angehörigen, denn dann ist es viel wahrscheinlicher, dass er dem nachkommt, was du möchtest.

Angst

Zeigte dein Angehöriger Anzeichen von Angst, bevor er aggressiv wurde? Viele Demenzkranke entwickeln Ängste, die sie vorher nicht hatten und die für dich nicht nachvollziehbar sind, z. B. Angst vor großen oder kleinen Räumen, Angst vor Lärm oder schnellen Bewegungen. Angst erkennst du an seinem angespannten Körper, abwehrender Haltung, verzerrtem Gesicht und dem Drang zu flüchten. Bemerkst du eins oder mehrere dieser Warnzeichen, unterbrich dein Handeln sofort und führe den Demenzbetroffenen weg aus der Situation. Wenn möglich, beseitige die Angstquelle. Der Kranke hat Angst vor dem Badezimmer? Mach es heller im Bad, lass beruhigende Musik laufen, entferne den dunklen Duschvorleger. Hat er Angst vor Lärm, schütze ihn vor Lärmquellen und biete ihm regelmäßig ruhige Rückzugsmöglichkeiten an. Fürchtet er sich vor fließendem Wasser, lass es ein, bevor er das Bad betritt. Sollte auch das nicht helfen, nutze eine Waschschüssel in der Küche zum Waschen und Pflegen, damit der Kranke das Bad nicht mehr betreten muss. Sage zu ihm: «Alles ist gut.» Wirke besänftigend auf ihn ein, indem du seine Hand hältst und streichelst. Biete ihm, sofern von ärztlicher Seite keine Einwände bestehen, ein Stück Schokolade an. Viele Demenzkranke beruhigt Süßes. Lasse einen ängstlichen Demenzkranken nie allein.

Schmerzen

«Ich habe schlimme Kopfschmerzen.» Demente können solche Aussagen nicht mehr treffen. Sie fühlen sich zwar unwohl, können aber nicht sagen, woran das liegt, und werden dann häufig aggressiv. Ist dein Angehöriger vielleicht aggressiv, weil er Schmerzen hat?

Schmerzen kannst du einem Demenzkranken häufig am Gesicht ablesen. Achte darauf, ob er die Augenbrauen zusammenzieht, die Augen zusammenkneift oder den Mund verzieht. Hast du den Verdacht, dein Angehöriger könnte Schmerzen haben, wende dich an einen Arzt. Schmerzen lösen häufig aggressives Verhalten aus.

Manchmal werden Demente dann nicht nur verbal, sondern auch körperlich aggressiv. Dann ist es wichtig, dass du dich schützt. Gehe körperlich auf Abstand. Behalte den Kranken allerdings im Blick und achte darauf, dass er sich nicht selbst verletzt.

Der Demenzbetroffene schreit explizit dich an und will nicht von dir ablassen? Dann bist du das Ventil für seine Aggression. Die Ursache hat meist nichts mit dir persönlich zu tun. Es könnte beispielsweise sein, dass dich dein Angehöriger für seinen früheren strengen Lehrer hält, ihm deine dunklen Haare Angst machen oder er nicht möchte, dass du Geschirr abwäschst, weil er davon überzeugt ist, dass akuter Wassermangel herrscht. Oft liegt es auch daran, dass du die einzig anwesende Person bist. Nimm den Wutausbruch nicht persönlich und erinnere dich an dein Mantra «Es ist die Demenz». Sorge dafür, dass eine andere Betreuungsperson vorübergehend deinen Platz einnimmt. Oft reicht es, wenn du dich für einige Minuten entfernst, damit sich der Demenzbetroffene beruhigt. Atme durch. Es ist verständlich, wenn dich das Verhalten des Demenzbetroffenen verletzt. Du kümmerst dich aufopfernd um ihn und wirst dann auch noch beschimpft oder womöglich körperlich angegriffen. Aggression ist ein Akt der Verzweiflung und hat sehr selten mit deiner Person zu tun. Du kannst alles richtig machen, und trotzdem wird der Demenzkranke aggressiv. Hat sich dein Angehöriger beruhigt und bist auch du selbst wieder etwas gelassener geworden, kehre zu ihm zurück und tue so, als wäre nichts gewesen.

Solltest du niemanden haben, der deinen Platz einnehmen kann, entferne dich aus dem Blickfeld des Kranken, behalte ihn aber im Auge, damit er sich nicht selbst wehtut. Denke daran, dass jeder Wutausbruch zeitlich begrenzt ist.

Bist du mit dem Demenzbetroffenen allein und fühlst dich ernsthaft bedroht, verständige den Rettungsdienst unter 112.

Finde die Ursache für die Aggression deines dementen Angehörigen heraus, damit du diese zukünftig vermeiden kannst. Ist es Frust, Überforderung, ein unerfülltes Bedürfnis, Angst oder Schmerz?

Aggression entsteht aufgrund mangelnder Selbstkontrolle und ist ein Ausdruck tiefer Verzweiflung. Die Universalbotschaft bei Aggression ist immer: «Etwas stimmt nicht, und ich möchte das ändern.» Zeitdruck verschlimmert Aggression.

«Meine Mutter weigert sich, zum Arzt zu gehen. Wie kann ich sie überzeugen?»

CLAUDIA B.

Thekla bewegt sich keinen Zentimeter. Dabei müssen sie dringend los, mühsam hat Claudia einen Facharzttermin für ihre demenzkranke Mutter ergattert. Doch kein Argumentieren, Bitten und Betteln können Thekla zum Aufstehen bewegen. Schließlich schreit sie Claudia sogar an, sie solle sofort verschwinden.

Nebenerkrankungen müssen behandelt, Medikamente verordnet oder überhaupt erst eine Demenzdiagnose gestellt werden. Doch dass Demenzkranke Arztbesuche verweigern, kommt sehr häufig vor. Angst und Scham sind häufige Gründe bei Menschen, die die Einschränkungen durch die Demenz noch wahrnehmen. Andere verweigern den Arztbesuch, weil sie Angst haben, das Haus zu verlassen, oder Ungewohntes fürchten.

Ein Arztbesuch löst bei Demenzbetroffenen häufig Stress aus. Frage dich deshalb: Ist der Arztbesuch unbedingt nötig? Lässt sich das Anliegen alternativ per Telefon oder Online-Sprechstunde lösen? Bietet der Arzt Hausbesuche an?

Kannst du den Praxisbesuch nicht umgehen, nenne deinem Angehörigen als Grund des Termins eine «Vorsorgeuntersuchung» oder sage: «Wir besuchen einen Freund.» Kläre den Arzt und das Praxisteam vorab darüber auf.

Außerdem: Frage nicht, sondern sage. Denn sagst du z. B. «Jetzt gehen wir zur Vorsorgeuntersuchung» statt zu fragen «Wollen wir jetzt zum Arzt gehen?», strahlst du Sicherheit aus. Die Wahrscheinlichkeit, dass der Arztbesuch gelingt, ist somit viel höher. Das gilt übrigens nicht nur für Arztbesuche, sondern für alles, was du von einem Demenzpatienten verlangst. Sicherheit ist für einen Menschen mit Demenz besonders wichtig, denn seine Welt ist von ständiger Unsicherheit geprägt. Strahlst du Sicherheit aus, wird sich dein Angehöriger an dir orientieren.

Viele Demente entwickeln Ängste, die für einen Gesunden nicht nachvollziehbar sind, und weigern sich deshalb, zum Arzt zu gehen. Das liegt an den Schädigungen im Gehirn. Der Kranke kann Dinge und Situationen nicht mehr richtig interpretieren. So wird z. B. die dunkle Fußmatte im Auto zu einem Loch, in das der Demenzkranke zu fallen glaubt. Ersetze die Fußmatte einfach durch einen hellen Teppich. Sollte der Demenzkranke Worte nicht mehr benutzen können, so spricht er doch mit dir – und zwar über seine Körpersprache. An seiner Haltung, Anspannung oder Mimik kannst du seine Gefühle erkennen. Unterlasse es, über den Grund seiner Angst zu urteilen, das bringt euch beide nicht weiter. Suche stattdessen nach einer Lösung.

Bleib optimistisch, auch wenn du den Angstauslöser nicht gleich entlarven kannst. Das geht mir auch manchmal so. Dann mache ich dem Dementen einfach verschiedene Ablenkungs-Angebote: Hake mich freundlich bei ihm ein, singe ein Volkslied oder tanze mit ihm den Weg zum Arzt. Meine Erfahrung: Rede weniger, sondern nutze vermehrt Körpersprache. Sprich den Dementen auf emotionaler Ebene an, das erreichst du mit Musik, Singen, Lachen und Körperkontakt.

Selbstverständlich haben auch Demenzbetroffene gute und schlechte Tage wie du und ich. Zur Not verschiebe den Arztbesuch auf einen anderen Tag und versuche es dann noch einmal.

Im Alter fällt es dem Menschen generell schwerer, sich auf Neues einzulassen. Bei Menschen mit Demenz ist dies noch deutlich verstärkt. Achte darauf, zu welcher Tageszeit der Demenzkranke am meisten Energie hat. Plane den Arzttermin in diesem Zeitraum.

«Was kann ich tun, wenn meine Mutter ihre Medikamente verweigert?»

VALERIA L.

Mit einer energischen Handbewegung schlägt Lydia ihrer Tochter die Pillen aus der Hand. «Geh weg mit dem Zeug!», blafft sie Valeria an. Das ist bereits der dritte Abend, an dem Lydia ihre Tabletten verweigert. Medikamente können für viele Demenzpatienten überlebenswichtig sein, vor allem bei ernsthaften Herz-Kreislauf-Erkrankungen. Doch oft weigern sich Demenzbetroffene, ihre Medikamente zu nehmen, weil sie davon überzeugt sind, gesund zu sein, oder befürchten, vergiftet zu werden. Manchmal verstehen sie auch einfach nicht, warum überhaupt sie diese «runden Dinger» schlucken sollen. Für dich wiederum artet die Medikamentengabe in Stress aus und kostet dich zudem viel deiner ohnehin schon knapp bemessenen Zeit. Argumentieren à la «Die Tabletten helfen dir aber» oder «Du musst die nehmen, weil sie deinen Blutdruck senken» hilft hier nicht weiter, da Demenzkranke den Sinn deiner Erklärungen gar nicht mehr verstehen können.

Damit die Medikamenteneinnahme zukünftig einfacher verläuft, mische die Tabletten – ggf. zerkleinert – ins Lieblingsessen oder Getränk deines Angehörigen. Kläre mit dem Arzt oder Apotheker immer vorab, wie die Medikamente eingenommen werden müssen, ob du diese bspw. zerkleinern oder ob du sie mit den Mahlzeiten zusammen verabreichen darfst. Alternativ frage den Arzt nach einer anderen Darreichungsform wie z. B. Saft oder Tropfen. Bevorzuge dabei süße Varianten, weil Süßschmeckendes von Demenzpatienten viel besser angenommen wird.

Du kannst die Tabletten auch «Bonbons» nennen, sie deinem Angehörigen reichen und sagen: «Ich schenke dir ein Bonbon.» Viele ältere Menschen bekamen früher als Kind im Lebensmittelladen ein Bonbon geschenkt. Bonbons wecken also oft schöne Erinnerungen und werden sehr gerne genommen.

Verweigert der Demenzkranke die Medikamenteneinnahme, werde kreativ. Frage auch gerne den Arzt nach einer alternativen Darreichungsform.

«Meine Mama will ständig zu ihrer Mutter, die aber bereits verstorben ist. Was soll ich tun?»

ANGELIKA S.

Angelika hat sich viel Wissen über Demenz angeeignet und geht dementsprechend versiert mit ihrer demenzkranken Mutter Gerda um. Doch in dieser einen Situation ist sie immer wieder ratlos: «Wie soll ich denn reagieren, wenn sie mich immer wieder nach ihrer Mama fragt?», fragt sie mich verzweifelt. Die Mutter sei natürlich schon längst tot, außerdem wären sie zusammen auf deren Beerdigung gewesen.

Wieso erinnert sich Gerda nicht mehr daran, dass ihre Mutter schon längst tot ist? Soll es ihr Angelika jedes Mal sagen? Wie kann sie Gerda davon abhalten, ihre Mutter zu suchen?

Keine Sorge, auch dafür gibt es Lösungen! Wichtig ist erst einmal, dass du verstehst, dass der Kranke aufgrund der Demenz ganze Teile seines Lebens vergisst. Zuerst, was vor Kurzem war, dann Abschnitte der letzten Jahre und schließlich komplette Jahrzehnte. Die vergessene Zeit ist für den Demenzbetroffenen wie ausradiert. Die Erinnerung an den 70. Geburtstag, die Geburt der Kinder, die Heirat – alles ist gelöscht. Und genau deshalb glaubt dein Angehöriger irgendwann, wieder ein Kind zu sein. Und jedes Kind verlangt irgendwann nach seiner Mama. Aus diesem Grund erkennen sich übrigens viele Demente selbst nicht mehr im Spiegel, denn dort ist ja ein alter Mensch zu sehen (siehe dazu meine Antwort auf die Frage «Warum redet meine Mutter mit ihrem Spiegelbild?» auf S. 195).

Unterlasse es unbedingt zu sagen, dass die Mutter bereits verstorben ist. Der Demente würde es ohnehin wieder vergessen, und es würde ihn tieftraurig machen – jedes Mal wieder aufs Neue. Womöglich würde er sich sogar vehement gegen die Aussage wehren und aggressiv werden. So oder so, du würdest die Situation damit verschlimmern.

Das Verlangen nach der Mama steht für das Bedürfnis nach Geborgenheit. Versetze dich in die Lage des Kranken: Er weiß nicht, wo er ist, was er tun soll und was die Dinge um ihn herum bedeuten. Ständig ist er unsicher. Logischerweise wird dann der Wunsch, sich geborgen zu fühlen, besonders groß.

Zeige Verständnis für sein Bedürfnis, indem du sagst: «Du vermisst deine Mama.» Schenke deinem Angehörigen Geborgenheit. Halte und streichle seine Hand, lies ihm ein Märchen vor, schenke ihm ein Stofftier oder eine Puppe. Sei kreativ und probiere aus, was dem Demenzbetroffenen hilft, sich geborgen zu fühlen.

Ich erinnere mich an eine demente Bewohnerin, die ununterbrochen nach ihrer Mama schrie. Alle Mitarbeiter und Bewohner waren deswegen bereits gestresst und genervt, nichts schien sie zu beruhigen. Doch nachdem ich sie liebevoll in eine Kuscheldecke gehüllt hatte, war sie bereits wenige Minuten später eingeschlafen.

Sollte sich der Mensch mit Demenz nicht beruhigen lassen, kannst du sagen: «Deine Mama hat gesagt, du darfst heute hier übernachten.» Hier geht es nicht um die moralische Frage, ob du lügen darfst oder nicht. Es geht darum, deinen Angehörigen zu schützen und zu tun, was für ihn als erkranktem Menschen am besten ist.

> **Der Demenzbetroffene vergisst gelebte Lebenszeit und glaubt, wieder ein Kind zu sein, daher verlangt er nach seiner «Mama». Außerdem steht «Mama» für das Bedürfnis nach Geborgenheit.**

«Was kann ich tun, wenn mein Mann alle Hilfe ablehnt, die ich mir holen könnte?»

GABI F.

Frank sitzt mürrisch am Küchentisch. «Nein», sagt er mit eisiger Miene. Seine Frau Gabi hatte ihn gebeten, sich von der Pflegekraft beim Duschen helfen zu lassen, doch wiederholt lehnt der Demenzkranke ab. Gabi ist überfordert, denn sie hat selbst einen schmerzhaften Hüftschaden und schafft es nicht mehr, ihren Frank bei der Körperpflege zu unterstützen. Doch was soll sie tun, wenn er alle externen Hilfsangebote ablehnt?

Auch hier gibt es Möglichkeiten. Doch lass uns erst mal schauen, weshalb Menschen mit Demenz Hilfe häufig ablehnen: Zu Beginn der Erkrankung nehmen Demenzbetroffene ihre Einschränkungen häufig noch wahr und lehnen Unterstützung ab, weil sie sich schämen. Oft schätzen sie ihre Fähigkeiten auch nicht mehr adäquat ein. Sie sind davon überzeugt, allein gut zurechtzukommen. Diese Überzeugung ist auch eine Form von Selbstschutz – du wirst deinen Angehörigen nicht vom Gegenteil überzeugen können. Daher unterlasse es, mit dem Kranken darüber zu diskutieren, ob er Hilfe benötigt oder nicht. Dies würde dich unnötig frustrieren und viel Energie kosten. Was ich dir jetzt sage, wird dich vielleicht hart treffen: Die Zeiten, in denen du mit deinem Partner, Vater, Mutter, Oma oder Opa, Dinge sinnvoll ausdiskutieren konntest, sind vorbei. Denn der Demenzbetroffene deutet die Realität falsch und kann Argumente nicht mehr nachvollziehen. Willst du den Dementen gut pflegen, sind Diskussionen ab sofort tabu. Insbesondere Partner und Kinder demenzkranker Eltern tun sich damit schwer. Sie fühlen sich schlecht, haben das Gefühl, den Betroffenen bei Entscheidungen zu übergehen. Das verstehe ich und zeigt deine Zuneigung und deinen Respekt gegenüber dem Dementen. Doch würdest du von einem Dreijährigen verlangen, dass er sicher Auto fahren kann? Von einem Gelähmten, dass er einen Marathon läuft? Natürlich nicht. Weil sie es nicht können. Genauso ist es bei deinem demenzkranken Angehörigen. Also verlange von ihm nichts, was er nicht mehr kann.

Statt darüber zu diskutieren, informiere ihn lediglich über die anstehenden Hilfeleistungen: bestimmt und klar, mit einer positiven Haltung. Löst die bloße Information Aggression oder Diskussion aus, kündigst du die Helfer zukünftig nicht mehr an. Die Hilfe ist organisiert und kommt – für den Demenzbetroffenen überraschend – ins Haus. Professionelle Kräfte wissen, mit Ablehnung umzugehen. Kündige ehrenamtlichen Helfern an, dass sie womöglich auf Widerstand stoßen werden, und bitte sie, dem Demenzkranken mit Verständnis und Geduld entgegenzutreten. Viele Demenzkranke vergessen neue Informationen ohnehin binnen weniger Minuten. Erspare dir und deinem Angehörigen auch in diesem Fall den Stress der Vorabinformation. Für dich fühlt es sich komisch an, den Demenzkranken so zu «überfallen»? Dein Gefühl ist nachvollziehbar, da du immer noch von einer normalen Kommunikation zwischen euch ausgehst. Durch die Demenz ist ein Austausch, wie du ihn gewohnt bist, allerdings nicht mehr möglich. Passe deine Kommunikation – verbal wie nonverbal – an die Fähigkeiten des Dementen an, damit wird Demenz leichter.

Halte dir auch noch mal vor Augen: Demenzkranke sind unfähig, gute Entscheidungen zu treffen. Das darfst du für ihn übernehmen. Hol dir also so viel Hilfe wie möglich!

> **Verzichte darauf, mit dem Kranken die externe Hilfe zu diskutieren, denn er kann deine Beweggründe nicht mehr nachvollziehen. Passe deine Kommunikation den Kommunikationsfähigkeiten des Demenzkranken an.**

«Mein dementer Vater versteckt alles und findet es dann nicht wieder. Ist das normal?»

SIMONE I.

Die Brille findest du im Backofen, die Zeitung im Wäschekorb und die Schmutzwäsche hinter dem Sofa? Du wunderst und ärgerst dich vielleicht sogar, dass der Demente ständig Sachen versteckt und diese dann nicht wiederfindet? Vielen Angehörigen geht es so, denn dieses Verhalten kommt bei Menschen mit Demenz häufig vor. Die Kranken empfinden ihr Handeln allerdings nicht als «verstecken», sondern sie platzieren die Dinge aus ihrer Sicht logisch. Gerne nutzen sie Plätze, die gut erreichbar oder gut einzusehen sind, wie den Brotkasten, der auf der Anrichte steht, oder der Kühlschrank, der innen beleuchtet ist. Häufig werden auch die Orte genutzt, an denen die Sachen früher verstaut waren.

Allerdings vergisst dein Angehöriger oft binnen Minuten, wo er seine Habseligkeiten abgelegt hat, oder sogar, dass er diese überhaupt umgeräumt hat. Dann kann es vorkommen, dass er andere des Diebstahls beschuldigt. Dies ist ein Versuch des Kranken, sich zu erklären, weshalb die Gegenstände verschwunden sind.

Dass der Demenzbetroffene Sachen verlegt, wirst du nicht unterbinden können. Behilf dir daher so:

- Verwahre wertvolle Gegenstände und Dokumente (z. B. Testament, Bankunterlagen) an einem sicheren Ort, damit sie nicht verlorengehen.
- Schaffe von wichtigen Dingen (z. B. Schlüssel) Duplikate an.
- Entferne unnötige Gegenstände (z. B. Dekoration) aus der Wohnung des Kranken. Das hilft ihm, sich besser zurechtzufinden, und dir, verlorengegangene Sachen schneller zu finden.
- Demontiere Schranktüren, damit dein Angehöriger direkt in die Schränke hineinsehen kann und er seine Dinge dadurch wieder besser findet.
- Bebildere alternativ die Schranktüren mit dem Inhalt, damit gibst du dem Demenzbetroffenen Orientierung, was in die jeweiligen Schränke gehört.
- Findest du einen bestimmten Gegenstand immer an derselben Stelle (z. B. den Geldbeutel im Kühlschrank), akzeptiere dies und belasse ihn dort.

Verzichte unbedingt darauf, mit dem Demenzkranken zu schimpfen. Er handelt aus seiner Sicht richtig und würde ohnehin nicht verstehen, warum du böse auf ihn bist.

> **Menschen mit Demenz handeln nie absichtlich bösartig – das können sie schlichtweg nicht mehr. Der Demenkranke versteckt Dinge nicht; aus seiner Sicht platziert er sie logisch.**

«Meine Mutter beschuldigt mich, dass ich sie bestohlen habe, oder meinen Vati, dass er fremdgeht. Wie soll ich reagieren?»

CHRISTINE K.

Christine reicht es. Sie kann es nicht mehr ertragen, wie ihre demenzkranke Mutter ihrem Vater von morgens bis abends vorwirft, er würde fremdgehen. «Du hast mit fremden Frauen Sekt getrunken», behauptet ihre Mutter wieder. Ihr Vater Konrad steht hilflos vor ihr und weiß nicht, wie er reagieren soll. Streitet er ihre Vorwürfe ab, scheint sie noch wütender zu werden. Wie soll er nur mit diesen unwahren Unterstellungen umgehen?

Immer wieder wird Angehörigen auch vorgehalten, den Demenzkranken bestohlen zu haben oder ihn vergiften zu wollen. Kennst du eines dieser Szenarien? Solche Anschuldigungen sind für dich sicher sehr verletzend. Glaub mir, das würde jedem so gehen. Damit du auf solche Angriffe zukünftig gefasster reagieren kannst, ist es wichtig, dass du verstehst, was dahintersteckt und wie es dazu kommt: Bei Unterstellungen ist der Kranke von einer Realität überzeugt, die sich von deiner unterscheidet. Die Anschuldigungen basieren auf den demenzbedingten Schädigungen in seinem Gehirn. Der Demenzbetroffene deutet die Realität falsch und vermischt sie dazu noch mit Erlebnissen aus der Vergangenheit und seiner Fantasie. Gleichzeitig fehlen ihm die

Fähigkeiten, rational zu denken, seine Gedanken zu hinterfragen und sich zu beruhigen.

Dein erster Impuls wird sicherlich sein, dich zu wehren: «Natürlich habe ich dich nicht bestohlen!» Was glaubst du, wird dann passieren? Dein Angehöriger wird sich in seinem Verdacht bestätigt fühlen, und ihr werdet euch streiten. Unter keinen Umständen wirst du ihn vom Gegenteil überzeugen.

Statt dich zu rechtfertigen, reagiere folgendermaßen:

1. Denk an dein Mantra: Es ist die Demenz. Die Anschuldigungen haben nichts mit dir persönlich zu tun – du hast alles richtig gemacht. Atme durch. Es ist die Demenz.

2. Zeige Verständnis für den Ärger deines Angehörigen, indem du sagst: «Ich verstehe, dass du sauer bist» – auch wenn dir das am Anfang vielleicht schwerfällt.

3. Gib ihm Zeit, sich zu beruhigen. Sei einfach da. Bleibe ruhig.

4. Sobald sich der Demenzkranke etwas beruhigt hat, lenke ihn mit einer Aktivität, die ihm Spaß macht oder beruhigt, ab. Alternativ gib ihm eine Aufgabe oder führe ihn an einen Ort, der auf ihn entspannend wirkt. Dies musst du nicht besonders einleiten. Halte deine Aussagen kurz, damit dich dein Angehöriger versteht. Wichtig ist, dass du «Wir machen jetzt Abendessen», «Kommt mit» oder «Falte die Wäsche» selbstsicher sagst und eine positive Haltung gegenüber dem Kranken bewahrst.

Sollte sich der Kranke nicht ablenken lassen, mache dir bewusst, dass solche Situationen immer *zeitlich begrenzt* sind. Halte den Moment aus und wirke immer wieder beruhigend auf deinen Angehörigen ein, indem du mit ruhiger Stimme sprichst und vorsichtig Körperkontakt anbietest.

«Meine Mama will ständig ihre Kinder von der Schule abholen. Dabei sind wir alle schon erwachsen. Was soll ich tun?»

SUSANNE E.

Sie läuft auf und ab mit sorgenvoller Miene, immer wieder spricht sie dich an, sie müsse dringend ihre Kinder von der Schule abholen. Du verstehst die Welt nicht mehr, denn schließlich bist du ihr Kind, offensichtlich erwachsen und längst nicht mehr schulpflichtig. Was geht da im Kopf eines Dementen vor?

Ich erkläre es dir gerne: Stell dir vor, für jedes deiner Lebensjahre wird ein Buch geschrieben. In dem Buch werden Erfahrungen, Informationen und Erlebtes – positiv wie negativ – festgehalten. Jedes fertige Buch kommt in ein Regal, worauf du immer Zugriff hast, wenn du dich an etwas erinnern möchtest. Bist du 55 Jahre alt, hast du also 54 komplette Bücher im Regal stehen und das 55. wird aktuell geschrieben.

Erkrankt ein Mensch an Demenz, gehen zuerst nur einige Abschnitte aus dem Buch verloren, das momentan geschrieben wird. Später auch welche aus dem Buch davor, dann dem davor ... und so weiter. Bald fehlen nicht nur Teile, sondern komplette Bücher. Das heißt, alle Erinnerungen mehrerer Lebensjahre wurden aus seinem Gedächtnis gelöscht.

Bist du z. B. 55 Jahre alt und deine letzten 25 Erinnerungs-Bücher fehlen dir komplett aufgrund von Demenz, dann bist du davon überzeugt, erst 30 Jahre alt zu sein. Deshalb glauben viele Demenzkranke, dass sie ihre Kinder von der Schule abholen müssen. Sie sind sich sicher, dass sie selbst deutlich jünger sind, als es der Realität entspricht.

Du kannst die verlorengegangenen Erinnerungen nicht zurückbringen. Viele Angehörige versuchen dies verzweifelt, indem sie sagen: «Ich bin doch deine Tochter und schon erwachsen!» Diese Reaktion ist verständlich, denn der Demenzkranke ist dir wichtig, und du möchtest nicht von ihm vergessen werden. Doch versetze dich in seine Lage: Er ist davon überzeugt, dass er gerade mal 28 Jahre alt ist. Du, eine erwachsene Person, sollst also sein Kind sein? Unmöglich, sein Kind ist doch erst sieben. Hier prallen folglich völlig unterschiedliche Vorstellungen aufeinander. Korrigierst du ihn nun, fühlt sich der Demenzkranke schlecht, oder – was sogar wahrscheinlicher ist – er glaubt dir nicht, und ihr streitet euch. Verzichte also unbedingt darauf.

Statt die Erinnerung zurückbringen zu wollen, begib dich auf die Realitätsstufe des Demenzpatienten: Da er in seiner Vorstellung jung ist und seine Kinder dementsprechend klein sind, ist es nachvollziehbar, dass er seine Kinder von der Schule holen möchte. Äußere das genau so: «Ich verstehe, dass du deine Kinder von der Schule holen möchtest.» Um ihn vom Weggehen abzuhalten, erkläre ihm, dass es noch zu früh ist, die Kinder abzuholen, oder, dass sie heute nach der Schule zu einem Freund zum Spielen gehen. Jede Geschichte, die hilft, ist okay.

Da dem Demenzbetroffenen offensichtlich wichtig ist, sich zu kümmern, biete ihm eine andere Möglichkeit an, dieses Bedürfnis auszuleben. Ihr könntet gemeinsam das Mittagessen vorbereiten, die Wäsche waschen oder aufräumen. Erwähne das Kinderthema nicht mehr, da du damit wieder den Drang, die Kinder von der Schule abholen zu wollen, triggern könntest. Lenke stattdessen das Gespräch in eine andere Richtung.

Wahrscheinlich macht es dich unfassbar traurig, wenn du vom Demenzbetroffenen nicht mehr erkannt wirst. Vielleicht hinterfragst du sogar eure Beziehung vor der Erkrankung. War ich ihm nicht wichtig genug, und er hat mich deshalb vergessen?

Ich lade dich ein, diese negativen Gedanken sofort zu stoppen. Der Wert eurer Beziehung ist unabhängig vom Vergessen. Dein Angehöriger vergisst, weil er krank ist. Siehe dazu auch meine Ausführungen zur Frage «Mein Papa erkennt mich nicht mehr. Was kann ich tun?» auf S. 217.

Dein Angehöriger hat dich vergessen, weil er krank ist. Eure Beziehung war und ist trotzdem wertvoll.

«Mein Vater sieht oft Dinge oder Personen, die nicht da sind. Wie soll ich reagieren?»

ERIKA B.

Selma greift in die Luft. «Wie schön», sagt sie lächelnd. Ihre Tochter Erika ist irritiert und fragt: «Mama, was machst du da?» «Die Schmetterlinge», strahlt Selma und lässt weiter ihre Hände durch die Luft wandern. Nun weiß Erika nicht mehr weiter: Sie sind in der Wohnung ihrer Mama im Seniorenheim, draußen ist es eiskalt, und es ist definitiv meilenweit kein Schmetterling in Sicht. Erika wird es angst und bange: Wird ihre Mutter jetzt verrückt?

Hungernde Kinder unter dem Bett, ein Hasenkäfig im Kleiderschrank oder eine voll besetzte Kneipe im Bad: Manchmal sehen Demente Dinge oder Personen, die für Gesunde nicht real sind. Mediziner sprechen dann von «Halluzinationen». Hast du so etwas schon mal bei deinem Angehörigen miterlebt, warst du sicher schockiert und hast dich gefragt, wie du darauf reagieren sollst. Zunächst darfst du dir vergegenwärtigen, dass Halluzinationen durch die krankheitsbedingten Schäden im Gehirn entstehen. Sie sind häufig eine Mischung aus bereits Erlebtem, der gegenwärtigen Realität, Ängsten und Fantasie. Viele Betroffene verarbeiten in Halluzinationen traumatische Erlebnisse, z. B. Ereignisse aus dem Krieg. Bei der Lewy-Körper-Demenz (Näheres dazu siehe in meiner Antwort auf die Frage «Welche Demenzformen gibt es?» auf S. 24) treten Halluzinationen sehr früh auf, bei anderen Demenzen erst später.

Sieht dein Angehöriger Dinge oder Personen, die für dich nicht da sind, brauchst du keine Angst zu haben. Halluzinationen gehören zum Krankheitsbild und sind meistens harmlos. Situationen, in denen der Kranke sich oder andere gefährdet (z. B., weil er glaubt, angegriffen zu werden, und sich daraufhin verteidigt), sind bei Demenz sehr selten. Solltest du dir trotzdem Sorgen um die Sicherheit deines Angehörigen oder um deine eigene machen, wende dich unbedingt an den behandelnden Arzt.

Wie kannst du nun aber konkret damit umgehen, wenn dein Angehöriger halluziniert? Viele Demenzkranke erzählen von sich aus von ihrer Halluzination. Höre dann aufmerksam zu und mache dir ein Bild von dem, was der Demente sieht oder hört. Dein Ziel ist es herauszufinden, ob die Halluzination für deinen Angehörigen bedrohlich, angenehm oder neutral ist.

Brauchst du mehr Informationen, treffe Aussagen über das, was der Demente bisher beschrieben hat, wie «Die Kinder sind nett», «Die Hasen sind süß» oder «Die Kneipe ist voll». Nutze bei Dementen mit stark eingeschränkten Fähigkeiten nur ein Wort wie z. B. «Kinder», «süß» oder «Kneipe». Vermeide auch hier Fragen, da sie bei Demenzbetroffenen generell Stress verursachen. Achte auf einfache Sprache. Lass deinem Angehörigen ausreichend Zeit, auf deine Bemerkung zu reagieren. Achte dabei nicht nur auf das Gesagte, sondern auch auf seinen Gesichtsausdruck und seine Körperhaltung. Empfindet er das, was er sieht oder hört, als unangenehm, wird er in der Regel etwas Entsprechendes entgegnen, z. B. «Die Kinder sind böse» oder «Angst». Kann der Betroffene nicht mehr sprechen, achte auf seine Körpersprache. An seiner Körperhaltung und Mimik kannst du ablesen, ob er sich wohlfühlt oder nicht. Ist die Halluzination für ihn neutral oder positiv, wird er nicht reagieren, dir beipflichten und körperlich entspannt bleiben.

Ängstigt sich dein Angehöriger vor dem, was er sieht, biete

deine Hilfe an: Gib den hungernden Kindern etwas zu essen, säubere den Hasenkäfig oder schicke alle Kneipengäste nach Hause. Begib dich in seine Realität und spiele regelrecht mit! Auch wenn du dir dabei blöd vorkommst, denke immer daran, es geht darum, dass es dem Demenzbetroffenen gut geht. Gehst du so vor, sind Medikamente gegen Halluzinationen, die häufig unerwünschte Nebenwirkungen wie Müdigkeit, Sturzgefahr o. Ä. haben, meist überflüssig.

Erlebt der Demenzbetroffene die Halluzinationen positiv oder neutral, darfst du dies so stehen lassen. Ich unterhalte mich dann gerne mit dem Kranken darüber, weil es eine großartige Chance ist, den Menschen besser kennenzulernen und einander nahe zu sein. Versuche es!

Verzichte unbedingt darauf, den Kranken drauf hinzuweisen, dass die Personen oder Dinge, die er sieht und / oder hört, für dich nicht existieren. Denn für ihn sind sie absolut real, und er würde nicht begreifen, wieso du das Gegenteil behauptest. Das wäre, als würde ich dir sagen, dass du gerade einen Reiseführer über Kenia liest. Natürlich würdest du mich verwirrt anschauen und entgegen: «Nein, ich lese ‹Demenz verstehen und mutig begegnen›!» Wie würde es dir dann gehen, wenn ich weiterhin das Gegenteil behaupten würde? Und wenn noch weitere Menschen dazukommen würden, die auch darauf bestehen, dass du einen Kenia-Reiseführer in der Hand hältst? Du wärst wahrscheinlich verunsichert, gestresst oder traurig. Genauso ergeht es dem Demenzpatienten, wenn du versuchst, ihm seine Halluzination auszureden. Du wirst es nicht schaffen und dazu seinem Selbstwert massiv schaden, denn prinzipiell meldest du ihm damit ja zurück: Mit dir stimmt etwas nicht. Möchtest du das? Ich bin mir sicher, du willst das Beste für deinen Angehörigen – dann unterlasse es, ihm seine Halluzination ausreden zu wollen.

Verzichte darauf, den Kranken darauf hinzuweisen, dass die Personen oder Dinge, die er sieht, für dich nicht existieren. Spiele stattdessen in seiner Welt mit.

«Meine demente Mutter kratzt sich immer wieder Hautstellen auf. Was kann ich nur tun?»

BEATRICE U.

Sich blutig kratzen, auf die Wange beißen oder andere selbstverletzende Handlungen sind stereotype Handlungen. Hast du schon mal eine Raubkatze im Zoo ständig hin und her laufen sehen? Oder einen Elefanten dabei beobachtet, wie er immer wieder seinen Kopf wiegt? Das sind ebenfalls stereotype Bewegungen und Anzeichen dafür, dass es den Tieren schlecht geht und diese unausgeglichen sind. Genauso ist es bei Menschen mit Demenz.

Stereotype Bewegungen und selbstverletzendes Verhalten sind häufig darauf zurückzuführen, dass der Kranke zu wenig Impulse von außen erhält. Mit Impulsen meine ich: Beschäftigung und soziale Kontakte. Immer wieder sehe ich Demente in Pflegeheimen, die den ganzen Tag in einem Sessel sitzen, und außer Nahrungsaufnahme passiert nichts. Jeder Mensch benötigt Kontakte zu Mitmenschen und Aufgaben. Das Problem ist, dass sich Demenzbetroffene nicht mehr selbst beschäftigen können.

Auch Kontakte zu pflegen, fällt ihnen mit Fortschreiten der Krankheit immer schwerer. Du kannst deinem Angehörigen helfen und gleichzeitig selbstverletzendes Verhalten und stereotype Bewegungen vermeiden, indem du für Beschäftigung und regelmäßige menschliche Begegnungen sorgst. Dies ist auch bei Menschen mit schwerer Demenz möglich: Lass Musik laufen, hänge ein Mobile auf, massiere seine Füße, streichle seine Hände, lies Grimms Märchen vor oder biete eine Nestel-Decke an. Eine Nestel-Decke ist aus unterschiedlichen Materialen wie Stoffe, Folie oder Schnüren zusammengenäht und regt den Tastsinn des Demenzpatienten an. Dieses Tasterlebnis beschäftigt den Kranken, was zu mehr Zufriedenheit führt und dementsprechend selbstschädigende Handlungen oder stereotype Bewegungen reduziert. Nestel-Decken erhältst du über verschiedene Quellen im Internet – einfach den Begriff in deine Suchmaschine eingeben.

Weitere Gründe für selbstverletzendes Verhalten können Ängste, Depression oder psychotische Störungen wie Halluzinationen, Alkohol- oder Drogensucht sein. Bessert sich das Verhalten deines Angehörigen mit Aktivierung und Kontaktpflege nicht, wende dich unbedingt an einen Arzt.

> **Zu wenig Beschäftigung und Sozialkontakte können zu stereotypen Bewegungen oder selbstverletzendem Verhalten führen. Wende dich im Zweifel an den behandelnden Arzt, um eine krankheitsbedingte Ursache auszuschließen.**

Warum spielt meine Mutter mit ihren Ausscheidungen?

LARA G.

Bei einem Hausbesuch traf ich eine demente Dame an, die auf ihrem Gehwagen saß und ihr Geschäft erledigte. Sie war sich sicher, dass sie auf der Toilette saß. Sie hatte ihren Rollator für das WC gehalten.

Dank unseres Gehirns können wir Dinge und Menschen identifizieren. Menschen mit Demenz geht diese Fähigkeit verloren. Sie wissen dann entweder nicht, was das für ein Ding ist, das sie da gerade vor sich haben, oder sie halten es für etwas anderes (siehe dazu auch meine Antwort auf die Frage «Warum uriniert mein Mann in den Blumentopf?» auf S. 180).

Genauso geht es Demenzbetroffenen, die mit ihren Fäkalien spielen. Ihnen ist nicht bewusst, dass es sich dabei um Stuhlgang handelt. Sehr wahrscheinlich halten sie die Fäkalien für etwas anderes oder wissen nicht, was es ist, und versuchen es herauszufinden.

So mancher Leser wird nun argumentieren: «Aber der Demente muss das doch riechen!» Auch wie wir Geruch wahrnehmen und deuten, wird vom Gehirn gesteuert. Durch die Gehirnschäden kann der Betroffene Gerüche anders wahrnehmen, diese nicht mehr richtig deuten oder gar nichts mehr riechen.

Spielt ein Demenzbetroffener mit seinen Ausscheidungen, lenke ihn mit einer Aufgabe ab. Bitte ihn z. B., das Waschbecken zu reinigen oder Geschirr abzuwaschen, so kannst du gleichzeitig seine Hände säubern. Lehnt er das Angebot ab, beseitige kommentarlos den Kot und wasche seine Hände so gut es geht mit einem Waschlappen. Achte zukünftig darauf, dass der Kranke bei Toilettengängen begleitet wird, dann ist die Wahrscheinlichkeit gering, dass das noch einmal passiert.

Wichtig: Unterlasse es unbedingt, mit deinem Angehörigen zu schimpfen, denn er verhält sich nicht mutwillig so oder um dich zu ärgern – im Gegenteil, ihm ist schlichtweg nicht bewusst, was er da tut. Mit Schimpfen würdest du nur wieder seinem Selbstwert und eurer Beziehung schaden.

Es kann sein, dass du wütend wirst, weil der Demente in seinen Stuhlgang gefasst hat und diesen womöglich noch auf seiner Kleidung oder den Möbeln verteilt. Vielen geht es wie dir. Hinter deiner Wut stecken Scham, Ekel und Überforderung – und das ist okay!

Sprich mit Freunden oder anderen pflegenden Angehörigen in Foren oder Selbsthilfegruppen (Links und Adressen siehe im Serviceteil ab S. 243) über deine Gefühle.

> **Demenzkranke deuten die Fäkalien falsch oder versuchen herauszufinden, worum es sich handelt. Solltest du dich vor deinem Angehörigen ekeln oder dich für sein Verhalten schämen, ist das okay. Sprich mit anderen darüber.**

«Was mache ich, wenn der Kranke morgens nicht aufstehen will?»

RENATE T.

Dein Tag ist durchgetaktet. Die Wohnung muss geputzt, Einkäufe und Telefonate müssen erledigt werden, und die Gartenarbeit ist auch längst überfällig. Ausgerechnet heute weigert sich dein demenzkranker Angehöriger aufzustehen. Du bist frustriert, und das ist absolut verständlich, denn deine Pläne wurden durchkreuzt. Gleichzeitig spürst du den Druck der Aufgaben, die zu erledigen sind.

Erinnere dich dran: Ein Mensch mit Demenz ärgert dich nie absichtlich. Schließlich kann er nicht mehr nachvollziehen, dass du Pläne hast. Doch es gibt immer einen Grund für sein Verhalten. Und willst du sein Verhalten ändern, also z. B. erreichen, dass er morgens aufsteht, dann darfst du die Ursache dafür herausfinden, warum er lieber liegen bleiben möchte.

Die häufigsten Gründe dafür, dass Demente morgens nicht aufstehen wollen, sind die folgenden:

1. Sein Tag-Nacht-Rhythmus hat sich verschoben

Viele Betroffene werden vor allem abends und nachts sehr unruhig und aktiv. Warum das so ist, fragen sich Wissenschaftler bis heute. Die Folgen sind allerdings offensichtlich: Der Demente findet nachts keine Ruhe und ist dementsprechend morgens müde und kann deshalb nicht aufstehen. Schlimmstenfalls verschiebt sich der Tag-Nacht-Rhythmus so sehr, dass der Kranke tagsüber schläft und nachts herumgeistert. Es gibt Demenzstationen, wo dieses Verhalten toleriert wird. Die Umgebung passt sich also dem Verhalten des Demenzkranken an. In den meisten Pflegeheimen und erst recht privat ist dies allerdings nicht machbar.

Um ein Verschieben des Tag-Nacht-Rhythmus zu vermeiden, ist es wichtig, den Demenzbetroffenen tagsüber ausreichend auszulasten. Ich kann es nicht oft genug schreiben:

Vor allem die heutige Seniorengeneration ist es gewohnt, viel zu arbeiten. Es gibt ihnen ein gutes Gefühl, etwas beitragen zu können. Beschäftigung ist essenziell für ihr Selbstwertgefühl.

Sei kreativ und überlege, welche Aufgaben du deinem Angehörigen übertragen kannst. Und sage bitte nicht: «Der kann doch nichts mehr», denn das ist falsch. Der Demenzbetroffene kann aus deiner Sicht nur deshalb nichts mehr, weil du die falschen Maßstäbe ansetzt. Lass ihn Aufgaben in seinem Tempo und auf seine Art tun. Wer sagt, dass Wäsche unbedingt so, wie du es gewohnt bist, gefaltet werden muss? In welchem Gesetz steht, dass das Besteck innerhalb von fünf Minuten abgetrocknet sein muss? Würdest du einem Kind alles verbieten, nur weil es die Aufgaben noch nicht perfekt erfüllt? Sicherlich nicht.

Sei also flexibel, und lasse deine Vorstellungen, wie eine Aufgabe erledigt werden muss, los – das ist deine Chance, persönlich zu wachsen.

Hier einige Beispiele für mögliche Tätigkeiten:

- Geschirr abtrocknen
- Gemüse schnibbeln, sofern der Kranke mit einem Messer noch sicher umgehen kann
- gemeinsam backen
- Besteck sortieren
- Wäsche sortieren
- Wäsche zusammenlegen
- Wäsche in die Waschmaschine geben
- Wäsche aufhängen
- Tisch decken
- Bett machen
- Boden fegen
- abstauben
- Servietten falten
- Blumen pflanzen oder umtopfen
- Blumen pflücken
- Gemüse ernten
- Unkraut jäten
- Blumen gießen
- Schrauben sortieren
- Knoten auflösen
- Zöpfe aus Wolle flechten
- Bilder aus einer Zeitschrift ausschneiden, sofern dein Angehöriger mit einer Schere sicher umgehen kann
- Holz abschmirgeln
- Holz lackieren

Achte darauf, dass die Aufgabe deinen Angehörigen fordert, aber nicht überfordert. Passe die Aufgaben seiner Tagesform an, und lobe ihn ausgiebig. Löse dich von jeglichen Erwartungen, wie das Ergebnis auszusehen hat.

Auch körperliche Bewegung fördert einen erholsamen Schlaf, was das morgendliche Aufstehen erleichtert. Macht zusammen

Gymnastik, geht regelmäßig spazieren oder wagt ein Tänzchen. Das tut euch beiden gut!

Gibst du dem Dementen regelmäßig etwas zu tun und achtest darauf, dass er körperlich aktiv bleibt, wird sein Gehirn gefordert. Dadurch wird sich seine Unruhe legen, er nachts besser schlafen und morgens gut aufstehen können. Ebenso wird das Fortschreiten der Demenz verlangsamt – seine und deine Lebensqualität steigern sich deutlich.

2. Das Aufstehen geht langsamer

Viele Angehörige sind der Meinung, dass der Demente bestimmte Dinge nicht mehr kann oder verweigert. Oft stimmt das nicht: Der Kranke braucht einfach nur viel mehr Zeit als andere dafür.

Hinter fast allen Tätigkeiten des täglichen Lebens, wie z. B. ein Glas Wasser aus der Küche holen, Nase putzen oder eben aus dem Bett aufstehen, stecken hoch komplexe Abläufe. Gesunde nehmen das nicht mehr wahr, weil ihre Gehirne gespeichert haben, wie die Handlungen abzulaufen haben, und diese Information automatisch abgerufen wird. Du bewegst deine Hand zum Glas, greifst es, hebst es an, bewegst es in Richtung Wasserhahn, um dann direkt dort zu stoppen, wo das Wasser in dein Glas laufen kann. Allein das sind bereits fünf einzelne Tätigkeiten, und du hast noch nicht einen Tropfen Wasser in deinem Glas. Verstehst du, was ich meine?

Das Gehirn von Menschen mit Demenz arbeitet deutlich langsamer. Folglich dauern vermeintlich einfache Aufgaben, wie sich im Bett aufrichten, erheblich länger. Die Lösung: Plane für das morgendliche Aufstehen viel Zeit ein. Fehlt dir die Zeit dafür, verkürze die Morgenroutine und / oder hole dir externe Hilfe. Siehe dazu meine Antwort auf die Frage «Welche Unterstützungsmöglichkeiten gibt es für zu Hause?» auf S. 102.

3. Der Demente ist überfordert

Wie vorab beschrieben, kann der Demente nur noch verlangsamt auf sein Wissen zurückgreifen. Und nicht nur das: Teilweise sind Informationen wie ausradiert. Daher ist jede kleine Handlung für ihn ein Kraftakt.

Ich bin ein Morgenmuffel! Du auch? Dann kennst du das: Morgens muss das Gehirn erst mal in Gang kommen. Menschen mit Demenz geht es auch so – nur massiver. Reduziere deshalb die Morgenroutine. Was kannst du weglassen, um es deinem Angehörigen leichter zu machen? Ist es ausreichend, die Zahnprothese erst nach dem ersten Kaffee einzusetzen? Ist ungekämmt frühstücken denn so schlimm? Kann Umziehen noch warten? Muss der Oberkörper wirklich täglich gewaschen werden?

Komm davon los, wie es früher war – ab sofort ist alles anders.

Schau auch, dass du die morgendlichen Aufgaben für den Betroffenen vereinfachst. Der Kranke könnte sich z. B. schon im Bett umkleiden und die Haare kämmen, oder du könntest die Zahnprothese ans Bett bringen, statt sie erst im Bad einzusetzen. Achte trotzdem darauf, dass der Demenzkranke möglichst viel allein macht.

Beachte: Auch Menschen mit Demenz dürfen einen schlechten Tag haben. Kalkuliere also immer ein, dass bestimmte Tätigkeiten eventuell ausfallen müssen.

4. Der Kranke sieht im Aufstehen keinen Sinn

Im Kindesalter lernen wir, weshalb wir bestimmte Dinge tun sollen. Tätigkeiten werden mit einem Sinn verknüpft, z. B. lernen wir, dass es sinnvoll ist, eine Jacke anzuziehen, wenn es draußen kalt ist. Erscheint uns eine Tätigkeit sinnhaft, sind wir motiviert, sie auszuüben. Wegen der Demenzerkrankung gehen diese Sinn-Verknüpfungen verloren. Es ist also möglich, dass dem Demenzpatienten unklar ist, warum er das Bett verlassen soll.

Gib dem Demenzbetroffenen also jeden Morgen einen Grund zum Aufstehen: Was mag er besonders gerne? Eine Tasse Kaffee, Musik, eine liebevolle Umarmung? Sage und zeige ihm, worauf er sich freuen kann. Damit wird das Aufstehen sicher besser klappen.

5. Der Demente hat vergessen, wie Aufstehen funktioniert
Im Gehirn ist nicht nur gespeichert, warum es sinnvoll ist, etwas zu tun, sondern auch, wie wir es praktisch ausführen müssen. Jeder Demenzpatient verlernt nach und nach Fertigkeiten. Häufig sind es zuerst die Verrichtungen, die selten ausgeübt oder erst spät erlernt wurden. Bei der heutigen älteren Generation sind das oft der Umgang mit dem Smartphone oder PC. Später sind es auch alltägliche Handlungen. Der Demenzbetroffene versucht sich zu behelfen, indem er die Aufgaben vereinfacht, z. B. kocht die ehemals versierte Köchin nur noch einfache Gerichte. Später werden derlei Verrichtungen gänzlich vermieden; die Küche bleibt also kalt.

Genauso kann es beim Aufstehen sein: Dein Angehöriger hat vergessen, was er tun muss, um aufstehen zu können. Wecke seine Erinnerung, indem du ihm vormachst, wie es geht. Zeige dabei langsam einen Schritt nach dem anderen: zur Seite drehen, die Hand aufstützen, die Beine aus dem Bett nehmen, mit der Hand von der Matratze abdrücken etc. Sollte es dem Betroffenen schwerfallen, dich nachzuahmen, kannst du seine Bewegungen leicht anstoßen – lasse ihn sie aber möglichst selbst zu Ende führen.

6. Depression
Viele Menschen mit Demenz erkranken zusätzlich an einer Depression. Depression zeigt sich u. a. in Antriebslosigkeit, trauriger Stimmung und Rückzug. Hast du den Verdacht, dein Angehöriger könnte depressiv sein, wende dich unbedingt an den

behandelnden Arzt. Antidepressiva können seinen Zustand verbessern und ihm helfen, morgens besser aus dem Bett zu kommen.

7. Nebenwirkung von Medikamenten

Hat der Demenzbetroffene ein neues Medikament erhalten, oder wurde eine Dosierung geändert, und er kommt seitdem schlechter aus dem Bett? Dann kann die Müdigkeit eine Nebenwirkung eines Medikaments sein. Besprich dies mit dem behandelnden Arzt. Vor allem bei Patienten in fortgeschrittenem Stadium der Demenz ist es vielfach eine Kombination aus den oben genannten Gründen, warum sie morgens nicht aufstehen können. Nutze in diesem Fall alle genannten Tipps!

> **Finde heraus, weshalb der Demenzkranke morgens nicht aufstehen will, und beseitige die Ursache.**

«Warum zählt mein Vater ständig vor sich hin?»

ANNABELLE W.

«Eins, zwei, drei, vier, fünf. Eins, zwei, drei, vier, fünf ...» Rainer sitzt in seinem Lieblingssessel und zählt. «Papa, was zählst du denn?», fragt ihn seine Tochter. «Eins, zwei, drei ...» Rainer scheint die Nachfrage einfach zu überhören. Auch während des Mittagessens zählt der Demenzkranke weiter und kommt dadurch kaum zum Essen. Annabelle, Rainers Tochter, ist völlig schleierhaft, was dieses Verhalten zu bedeuten hat.

Menschen mit Demenz sind tagtäglich unsicher. Wer ist das? Was ist das? Wo muss ich hin? Verzweifelt suchen sie nach Wegen, ein Stück Sicherheit zurückzugewinnen. Zählen hilft dabei, denn Zählen bedeutet Ordnung, Zählen folgt einem System, Zählen beruhigt.

Ein weiterer Grund für permanentes Zählen kann sein, dass Demenzbetroffene das Sprechen verlernen. Sie vergessen die Bedeutung von Worten und wie das Formulieren eines Satzes funktioniert, denn auch diese Informationen sind in unserem Gehirn gespeichert. Zählt ein Demenzbetroffener, statt zu sprechen, hat er folglich verlernt, sich mit Worten auszudrücken. Daran kannst du nichts ändern. Schreitet die Erkrankung weiter fort, wird er auch die Zahlen verlernen und irgendwann komplett verstummen. Trotzdem ist es möglich, mit deinem Angehörigen zu kommunizieren. Achte darauf, wie er zählt: schnell, langsam, zögerlich? Wie klingt seine Stimme? Glücklich, aufgeregt, traurig? Was kannst du an seiner Körpersprache ablesen? Wirkt er hektisch, entspannt oder zaghaft? Finde anhand seiner Körpersprache und Stimme heraus, was der Demenzkranke ausdrücken möchte, und gehe darauf ein.

Zusätzlich kannst du Piktogramm- oder Bilder-Karten nutzen. Diese erhältst du in Hilfsmittel-Shops für Senioren oder im Buchhandel. Auf den Karten sind Tätigkeiten oder Gegenstände abgebildet, auf die dein Angehöriger deuten kann. Bilder und Zeichen werden von Demenzbetroffenen häufig länger verstanden als bloße Worte.

Unterlasse es, Fragen zu stellen. Jede Frage setzt Betroffene unter Druck, sie beantworten zu müssen. Oft scheitern sie daran, was Aggression oder Depression auslösen kann. Gib stattdessen Anregungen und überlasse dem Kranken, ob er darauf reagieren möchte. Dementsprechend sagst du statt «Möchtest du einen Kaffee trinken?» «Ich trinke einen Kaffee». Dann lasse deine Aussage eine Zeit lang stehen und beobachte deinen Angehörigen. Vielleicht äußert er ja in irgendeiner Form, dass er auch gerne einen Kaffee hätte – ob nun mit Worten oder Zahlen.

Zählen gibt dem Demenzpatienten Sicherheit. Nutze Bilder zum Kommunizieren und lerne seine Körpersprache zu lesen.

«Warum läuft mir mein Mann immer hinterher?»

MATHILDE L.

Schon der ganze Morgen war für Mathilde hektisch. Sie musste Bernd, ihrem an Alzheimer erkrankten Mann, beim Aufstehen und seiner Morgentoilette helfen, Frühstück machen, die Küche putzen, den Müll rausbringen, den Garten wässern ... Endlich hat sie mal zehn Minuten Zeit, um sich im Bad in Ruhe frisch zu machen – doch Bernd will nicht von ihrer Seite weichen. Schickt sie ihn raus und schließt die Badezimmertür zu, klopft er unaufhörlich dagegen. Mathilde ist mit ihren Nerven am Ende und würde am liebsten losheulen.

Läuft dir der Demenzbetroffene auch permanent hinterher? Das ist sicher sehr anstrengend für dich. Jeder benötigt Zeit nur für sich, eine Rückzugsmöglichkeit. Als pflegender Angehöriger bist du dazu noch ständig gefordert, für jemand anderen zu sorgen – umso wichtiger sind Zeiträume, in denen du dich nur um dich kümmern darfst.

Dein Angehöriger erlebt alles aus einer anderen Perspektive: Was sind das für Geräusche? Was soll ich mit diesem Ding machen? Wo bin ich? Diese und viele weitere Fragen begleiten ihn alltäglich. Und selbst, wenn ihm jemand auf diese Fragen antwortet, kann er die Antwort meist nicht verstehen oder vergisst sie sofort wieder. Vieles, was um ihn herum geschieht, ergibt für ihn schlichtweg keinen Sinn. Dementsprechend hat er das Gefühl, keinerlei Kontrolle mehr zu haben, was ihn sehr verunsichert.

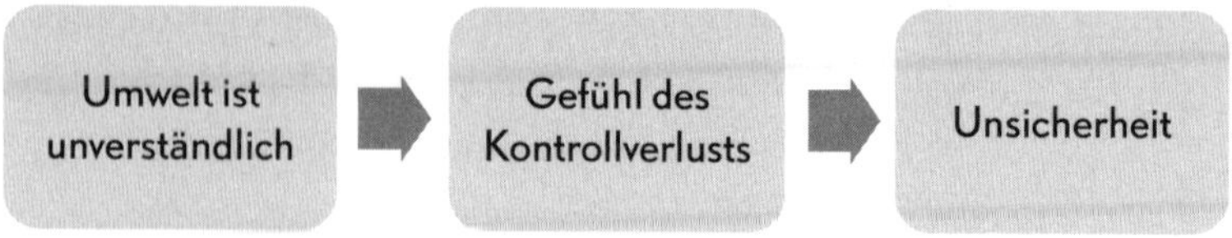

Der Wunsch nach Sicherheit zählt zu den Grundbedürfnissen jedes Menschen. Fühlt sich ein Mensch dauerhaft bedroht, hat das ernsthafte negative Folgen für seine psychische und körperliche Gesundheit. Auch Demente verspüren diesen Drang nach Sicherheit. Läuft dir dein Angehöriger also ständig hinterher, ist das ein Zeichen dafür, dass du ihm Sicherheit gibst.

Grundsätzlich ist Hinterherlaufen unproblematisch. Doch bei manchen Erledigungen steht der Kranke dann einfach im Weg, und auch du hast sicherlich das Bedürfnis, hin und wieder allein zu sein. Manche Angehörige erzählen mir, dass ihnen der Demenzbetroffene sogar bis auf die Toilette folgt oder allein duschen unmöglich ist. Um Auszeiten für dich zu gewinnen, darfst du dem Demenzbetroffenen alternativ Sicherheit bieten oder ihn von seinem Gefühl der Unsicherheit ablenken:

- Gib ihm eine Aufgabe (Wäsche / Schrauben sortieren, Besteck polieren, Holz abschmirgeln etc.).
- Identifiziere einen Ort, an dem er sich wohlfühlt, und bitte ihn dortzubleiben. Das kann z. B. der Lieblingssessel im Wohnzimmer sein oder die Eckbank in der Küche. Diskutiere nicht, sondern sage freundlich und selbstsicher: «Bleib.» Wenige klare Worte verstehen Menschen mit Demenz deutlich besser als Sätze, außerdem geben sie ihm gleichzeitig Sicherheit.
- Decke ihn mit einer kuscheligen Decke zu.
- Lasse beruhigende Musik laufen (z. B. alte Volks- oder Kinderlieder).
- Organisiere eine alternative Betreuungsperson, die ihm

Sicherheit vermittelt und ihn beschäftigt. Entferne dich unbedingt aus dem Blickfeld des Demenzbetroffenen.

Damit dir der Kranke nicht mehr hinterherläuft, biete ihm einen Ort an, an dem er sich sicher fühlt, lenke ihn ab und/oder organisiere eine alternative Betreuungsperson.

«Meine Mutter sagt, die Menschen im TV würden mit ihr reden. Woher kommt das?»

JANA S.

Eines Abends fing der demenzkranke Johannes plötzlich an, mit der Nachrichtensprecherin im Fernseher zu diskutieren. Das schnelle Sprechen der Tagesschau-Dame schien ihn immer nervöser zu machen, bis er sie schließlich anbrüllte: «Was willst du?»

Johannes hatte eine Wahnvorstellung. Bei Wahnvorstellungen (siehe dazu meine Antwort auf die Frage «Was passiert bei Demenz mit dem Gehirn?» auf S. 19) werden vom Betroffenen Reize falsch gedeutet. Reize können z. B. Dinge oder Personen sein, die der Demente sieht, Essen, das er riecht, oder Stimmen, die er hört. Also alles, was der Demenzpatient von seiner Umwelt wahrnimmt, kann ein Auslöser sein – wie in Johannes' Fall ein sprechender Mensch im TV.

Unser Gehirn ist dafür zuständig, äußere Reize zu deuten. Schaut ein Nicht-Dementer fern, ist ihm klar, dass die Personen in einem Film oder den Nachrichten nicht mit ihm direkt reden. Das hat er so gelernt und dementsprechend in seinem Gehirn abgespeichert. Durch die Demenzerkrankung geht diese Lernerfahrung verloren. Gleichzeitig ist es ein natürlicher Überlebensinstinkt von uns Menschen, alles, was wir erleben, einzuordnen.

Dies gilt auch für Menschen mit Demenz. Die Annahme, dass die TV-Sprecherin mit ihm redet, ist also ein Versuch des Demenzbetroffenen, sich zu erklären, was er sieht und hört. Gleichzeitig führen die demenzbedingten Gehirnschäden zu Fehlschaltungen, sodass es zu dieser falschen Deutung kommt.

Wahnvorstellungen treten häufig bei Lewy-Körper-Demenz und im späten Verlauf der Alzheimer-Krankheit und vaskulären Demenz auf (siehe dazu «Welche Demenzformen gibt es?» auf S. 24).

Wie du mit Wahnvorstellungen umgehst:

- Unterlasse es, den Dementen damit zu konfrontieren, dass das, was er erlebt, nicht real ist. Denn aus Selbstschutz und aufgrund seiner eingeschränkten geistigen Fähigkeiten würde er sich vehement dagegen wehren und aggressiv oder traurig werden und sich zurückziehen.
- Verzichte darauf, mit ihm über die Wahnvorstellung zu diskutieren, da sie das nur verstärken würde.
- Nimm eventuelle Ängste deines Angehörigen ernst, indem du z. B. die Angstquelle entfernst (z. B. TV ausschalten) oder ihn davon wegführst. Sage: «Ich beschütze dich» oder «Du bist sicher».
- Sprich mit ruhiger Stimme.
- Lege ihm beruhigend deine Hand auf seine Schulter, oder, falls er dies toleriert, umarme ihn.
- Identifiziere den Auslöser seiner Wahnvorstellung und vermeide diesen zukünftig (lasse ihn z. B. nicht mehr fernsehen).
- Stelle sicher, dass der Betroffene regelmäßig ausreichend trinkt. Trinkt der Demenzkranke zu wenig, kann das seine Verwirrung verstärken.

Übrigens: Auch Demenzbetroffene ohne Wahnvorstellungen sind häufig vom TV-Programm überfordert. Tierdokumentationen oder Musiksendungen sind besser geeignet als komplexe Filme oder Serien. Vermeide jegliche negativen Inhalte wie Nachrichten, Kriegsfilme etc.

Bei Wahnvorstellungen deutet der Demenzkranke äußere Reize falsch.

«Was soll ich tun, wenn der Demente den Tod des Ehepartners vergessen hat und stattdessen glaubt, dieser ist vermisst?»

AGNES K.

Ottilie fragt jeden, der ihr begegnet: «Wissen Sie, wo mein Heinz ist?» Unruhig läuft sie auf und ab, ist den Tränen nahe. Die an Alzheimer erkrankte Dame hat vergessen, dass ihr Ehemann bereits vor einem Jahr verstorben ist.

Vergesslichkeit ist eines der Hauptanzeichen von Demenz. Egal wie einschneidend das Ereignis war, ein Mensch mit Demenz vergisst es. Denn die Nervenzellen, die diese Informationen speichern, gehen durch die Erkrankung zugrunde. Dabei vergisst der Demente zuerst neue Ereignisse sowie Personen, die erst kürzlich in sein Leben getreten sind. Mit dem Fortschreiten der Erkrankung gehen dann auch ältere Erinnerungen wie die Geburt der Kinder, die Heirat etc. verloren.

Außerdem verlieren Menschen mit Demenz den Bezug zur Realität. Das liegt daran, dass ihnen Informationen fehlen, um abwägen, hinterfragen und logisch schlussfolgern zu können.

Häufig vergessen Demenzpatienten den Tod des Ehepartners, da dieses Ereignis erst kürzlich passiert ist. Seinen Partner kennt er natürlich länger und kann sich dadurch noch an ihn erinnern. Daher fragt er sich, warum der Ehemann oder die -frau nicht da ist, und sucht nach einer Erklärung für deren Abwesenheit. Die für ihn logische Schlussfolgerung: Mein Ehepartner ist verschollen und wird vermisst. Andere Demenzbetroffene befürchten, verlassen worden zu sein, oder glauben, der Ehemann musste in den Krieg ziehen.

Die meisten Angehörigen versuchen, den Demenzkranken über seinen Irrtum aufzuklären. Oft höre ich im Seniorenheim: «Papa ist doch schon verstorben. Du warst auf seiner Beerdigung – erinnerst du dich?» Die Reaktionen darauf: Dem Menschen mit Demenz wird kurzzeitig bewusst, dass er das Ableben des Partners vergessen hat, was ihn zutiefst traurig macht. Oder er verteidigt seine Vorstellung vehement und wird dabei sogar aggressiv. Beides sind Reaktionen, die beim Betroffenen und bei dir Stress auslösen. Und letztlich wird er den Tod des Partners innerhalb kürzester Zeit ohnehin wieder vergessen haben. Du klärst ihn dann erneut auf, er wird wieder traurig oder aggressiv – und du bist genervt und gestresst. Ihr befindet euch in einem Teufelskreis negativer Gefühle.

Daher rate ich davon ab, den Kranken über die Realität aufzuklären. Gehe stattdessen auf seine Gefühle ein. Zeige Verständnis dafür, dass er sich Sorgen macht und seinen Partner vermisst. Sage z. B. «Du vermisst Heinz» oder «Heinz ist dir sehr wichtig». Sprich dabei mit beruhigender Stimme und berühre ihn behutsam. Du kannst ihm deine Hand reichen und seine streicheln oder seine Schulter berühren. Auch Gegenstände wie eine Kuscheldecke, ein Stofftier oder eine Puppe kannst du ihm anbieten. (Tipp: Im Handel für Seniorenbedarf werden Puppen angeboten, die das Gewicht eines echten Babys haben. Sie werden häufig sehr gut von Demenzkranken angenommen.) Fokussiere dich ganz darauf, das Gefühl der Sorge und der Sehnsucht zu lindern.

Bist du ratlos, wie du deinen Angehörigen trösten kannst, stelle dir vor, wie du mit einem Kind umgehen würdest, das seine Mutter oder Vater vermisst. Gehe genauso bei dem Demenzbetroffenen vor.

Hat sich der Betroffene etwas beruhigt, lenke ihn mit einem anderen Thema, noch besser mit einer Tätigkeit, ab. Achte darauf, dass der Demente täglich in Aufgaben eingebunden ist. Du könntest ihn den Tisch abwischen, den Boden fegen oder den Müll rausbringen lassen. Das schenkt ihm Selbstwertgefühl und wird ihn davon ablenken, den bereits verstorbenen Partner zu vermissen.

> **Wie würdest du ein Kind trösten, das seine Eltern vermisst? Gehe ebenso mit deinem Angehörigen um.**

«Meine Mutter vermüllt ihre Wohnung. Was kann ich tun?»

RUTH V.

Es müffelt. Ruth steht seufzend in der Tür. Ihre Mutter Lina hat wieder Müll gehortet: Auf der Waschmaschine steht ein halb leerer Joghurtbecher, im Blumentopf liegt ein angebissener Apfel, und auf dem Herd schimmelt die Tomatensoße im Kochtopf vor sich hin. Immer wieder hat sie ihrer Mutter gesagt, dass sie den Müll – vor allem Essensreste – wegwerfen soll, doch Lina scheint nicht hören zu wollen. Dabei hatte die 78-Jährige vor ihrer Demenzerkrankung ihren Haushalt problemlos allein geführt. Was ist da nur los?

Die Bananenschale muss ich in den Müll werfen, da sie ansonsten auf dem Küchentisch anfängt zu schimmeln und stinkt. Schimmel ist ungesund. Schimmelige Nahrungsmittel esse ich deshalb nicht ... – diese Schlussfolgerungen laufen bei dir automatisch ab, nachdem du eine Banane gegessen hast, da dein Gehirn diese Lernerfahrung irgendwann abgespeichert hat und weiterhin darauf zurückgreifen kann. Du entsorgst deine Bananenschale, ohne bewusst darüber nachzudenken. Dem Demenzbetroffenen fehlen womöglich Teile dieser Lernerfahrung, oder er kann die Folgerung «Wenn ich das nicht tue, dann passiert das ...» nicht zu Ende denken.

Weitere Ursachen dafür, dass ein Dementer mit täglichen Aufgaben wie Müll entsorgen überfordert ist, können sein:

- Er ist von dem Akt des Wegwerfens überfordert: Wie greife ich die Bananenschale? Wie öffne ich den Mülleimer? Wie werfe ich die Bananenschale hinein?
- Der Kranke kann nicht mehr beurteilen, was in den Müll muss, und wirft daher nichts mehr weg.
- Er findet den Müllbehälter nicht.
- Er glaubt, dass die Sache nicht entsorgt werden muss.
- Er vergisst, den Unrat wegzubringen.
- Er hat vergessen, warum man Dinge entsorgen sollte.

Du kannst deinem Angehörigen mit folgenden Maßnahmen helfen:

- Kennzeichne klar – am besten mit einem Bild –, was in den Mülleimer kommt.
- Weise auf den Müllbehälter mit einem großen roten Pfeil hin und stelle diesen so auf, dass der Demente ihn leicht finden kann.
- Erinnere ihn mündlich daran, regelmäßig Müll einzusammeln und zu entsorgen. Sollte er einen Tischkalender nutzen, notier dort feste Mülltermine.
- Reduziere allgemein die Gegenstände in der Wohnung, um dem Demenzkranken die Orientierung zu erleichtern.
- Entsorge den Unrat gemeinsam mit ihm.

Sollten auch diese Maßnahmen nicht helfen, entferne den Müll ohne Zutun deines Angehörigen. Unterlasse es, mit ihm darüber zu diskutieren.

In seltenen Fällen reagieren Demente aggressiv, wenn ihr Müll für sie entsorgt wird. Gehe dann lösungsorientiert vor: Verlasse mit dem Demenzkranken z. B. für einen Spaziergang die Wohnung und bitte jemand anderen, in der Zeit den Abfall zu entsorgen – alternativ natürlich in umgekehrten Rollen. Den meisten Kranken fällt hinterher nicht einmal auf, dass etwas fehlt. Falls doch, unterlasse es unbedingt, dich zu rechtfertigen. Zeige Verständnis für seinen Ärger, indem du sein Gefühl benennst: «Du bist sauer.» Gib ihm Zeit, sich zu beruhigen, und lenke ihn dann mit einer Aufgabe ab.

> **Unterstütze deinen Angehörigen bei der Müllentsorgung, übernimm dies notfalls für ihn.**

«Mein Mann versucht, sich in aller Öffentlichkeit selbst zu befriedigen. Wie verhindere ich das?»

IRMGARD D.

Irmgard war total aufgelöst, als sie mich anrief. Sie war mit ihrem Mann Oskar wie jeden Samstag im Supermarkt, um den Wocheneinkauf zu erledigen. Als sie an der Fleischtheke warten mussten, passierte es: Oskar öffnete seine Hose und begann, sich selbst zu befriedigen. Irmgard war von der Situation total überfordert und wusste nicht, wie sie reagieren sollte – so etwas hatte Oskar noch nie gemacht!

Sexuelle Enthemmung kann sein, sich nackt in der Öffentlichkeit ausziehen, sich übergriffig gegenüber anderen Personen zu verhalten (z. B. der Pflegehelferin in den Po zu kneifen) oder sich selbst vor anderen zu befriedigen. Vor allem Menschen mit frontotemporaler Demenz, vaskulärer Demenz und Lewy-Body-Demenz sind davon betroffen. Alzheimer-Patienten eher selten.

Auslöser für die sexuelle Enthemmung können sein:

- **Vergesslichkeit**
  Konventionen und Werte hinsichtlich sexuellem Verhalten (z. B., dass Selbstbefriedigung in der Öffentlichkeit nicht praktiziert werden darf) werden in einer bestimmten Gehirnregion gespeichert. Wird explizit diese Region durch die Demenz geschädigt, vergisst der Betroffene die dort gespeicherten Informationen. Dementsprechend entfallen ihm auch solche Regeln.
- **Fehlende Impulskontrolle**
  Im Laufe des Heranwachsens lernen wir, unsere Impulse zu kontrollieren. Sind wir z. B. sehr müde und würden uns am liebsten Schlafenlegen, schaffen wir es meist trotzdem noch, vorher unseren Arbeitstag zu beenden. Uns ist klar, dass wir uns dazu verpflichtet haben, und können unseren Schlafdrang zügeln. Bei Menschen mit Demenz, deren Impuls-Region geschädigt ist, ist das anders. Sie kennen keine Vernunftsgründe mehr und geben sich daher ihrem aktuellen Bedürfnis hin. Hat ein Demenzkranker Hunger, dann will er jetzt essen. Will ein Demenzkranker laufen, wird er losgehen. Verspürt er Lust, dann wird er sich – egal, wo er sich gerade befindet – selbst befriedigen.
- **Verwechseln der Situation**
  Als Kind lernen wir diverse soziale Situationen kennen und wie wir uns in ihnen verhalten sollten. Durch den Verlust von Nervenzellen deuten Demente Situationen häufig falsch. So können sie z. B. eine Parkbank für eine Bushaltestelle oder die Warteschlange an der Metzgertheke für einen geeigneten Ort zur Selbstbefriedigung halten.

- **Gesteigerter Sexualtrieb**
  Die Demenz kann den Sexualtrieb steigern. In Kombination mit fehlender Impulskontrolle, dem Vergessen von Verhaltensregeln und Werten sowie dem Verwechseln von Situationen kann es zu sexueller Enthemmung in der Öffentlichkeit kommen.

Es ist absolut nachvollziehbar, wenn dich das Verhalten deines Angehörigen schockiert und du dich dafür schämst. Für den Großteil der älteren Generation ist Sex und erst recht Selbstbefriedigung ein Tabuthema. Dazu kommt, dass Selbstbefriedigung in der Öffentlichkeit eine Straftat sein kann. Benötigst du hinsichtlich der rechtlichen Situation Hilfe, lass dich von einem Anwalt beraten.

Mache dir bewusst, dass sexuelle Enthemmung eine Folge der Demenz ist und nichts mit der Persönlichkeit des Betroffenen zu tun hat.

Solltest du mit dem Demenzkranken jemals in solch eine Situation kommen, bewahre Ruhe. Natürlich, das ist eine Herausforderung. Wie Demenz generell. Du hast allerdings einen großen Vorteil: Du weißt nun, dass eine solche Situation auf dich zukommen könnte, und kannst dich dafür innerlich wappnen.

Versuche, die eventuellen Blicke oder Kommentare Umstehender zu ignorieren. Unterlasse es, mit dem Kranken zu schimpfen, das würde ihn unter Stress setzen und die Situation womöglich völlig eskalieren lassen. Sage klar «Nein!» zu ihm ohne weitere Erklärung. Lenke ihn mit einer Aufgabe ab, bitte ihn z. B., etwas zu halten oder den Einkaufswagen zu schieben.

Achte zukünftig auf Warnsignale wie vermehrtes Nesteln an der Kleidung und häufiges In-den-Schritt-Greifen. Beobachte deinen Angehörigen genau, um bei Bedarf früh eingreifen zu können. Kleidung, die sich schwer ausziehen lässt (z. B. durchgehender Body, Gürtel mit der Schnalle nach hinten, Hosenschlitz mit Knöpfen statt Reißverschluss), kann helfen, zukünftig solche Situationen zu vermeiden.

Bedenke außerdem: Manchmal handelt es sich nicht unbedingt um eine sexuelle Handlung, wenn die Erkrankten sich im Intimbereich anfassen, sondern es steckt eine Erkrankung wie eine Pilzinfektion oder ein Harnwegsinfekt dahinter, die Schmerzen oder Juckreiz auslösen können. Wende dich an einen Arzt, um dies auszuschließen.

> **Sexuelle Enthemmung ist eine Folge der Demenz und hat nichts mit der Persönlichkeit des Betroffenen zu tun.**

Essen und Trinken

Ausreichendes Essen und Trinken wird im Verlauf fast jeder Demenzerkrankung zum Problem. Viele Betroffene verlieren dadurch dramatisch an Gewicht und sind durch andauernden Flüssigkeitsmangel womöglich verwirrter als nötig. In diesem Kapitel gehen wir gemeinsam diesem Thema auf den Grund.

«Meine Mutter verweigert ihr Essen. Was soll ich tun?»

SANDRA G.

Angela schüttelt mürrisch ihren Kopf, als ihre Tochter ihr das Mittagessen hinstellt. Seit zwei Tagen weigert sie sich zu essen. Selbst ihr Lieblingsgericht Kartoffelsuppe lässt die Alzheimer-Kranke links liegen. Ihre Tochter ist verzweifelt: Die schlanke Angela hatte aufgrund ihres Bewegungsdrangs ohnehin in den letzten Wochen bereits mehrere Kilo abgenommen – so kann es nicht weitergehen!

Essen ist Energie für unseren Körper und Genuss. Braucht

dein Körper Nahrung, meldet dir das dein Gehirn in Form eines Hungergefühls. Bei Demenzbetroffenen wird dieses Gefühl durch die Hirnschädigungen jedoch falsch interpretiert oder bleibt komplett aus. Es ist also möglich, dass dein Angehöriger keinen Hunger verspürt und deshalb das Essen verweigert. Wie etwas schmeckt, sagt uns auch unser Gehirn. Salzig, scharf oder süß? Aufgrund der Demenz kann der Geschmackssinn des Betroffenen durcheinandergeraten, so mag er mitunter plötzlich Speisen, die er früher verabscheut hat und umgekehrt.

Weitere Gründe können sein:

- Das Essen schmeckt nach «nichts» oder «Pappe», da die Geschmacksfähigkeit kaum noch oder nicht mehr funktioniert.
- Der Demenzpatient hat Schmerzen beim Kauen oder Schlucken.
- Er weiß nicht, was er mit dem Essen tun soll oder wie man das Besteck benutzt.
- Ein anderes Bedürfnis, wie z. B. Gehen, um Stress abzubauen, ist aktuell wichtiger.
- Der Betroffene hat Kauen oder Schlucken verlernt.

Beobachte genau. Warum verweigert dein Angehöriger Essen? Will er lieber laufen? Verzieht er das Gesicht, wenn er das Essen im Mund hat? Hält er die Gabel ratlos in der Hand?

Je nachdem, was der Grund für die Essensverweigerung ist, ergreife die passende Maßnahme:

- Biete unterschiedliche Nahrungsmittel an. Vor allem auch solche, die der Kranke in gesunden Jahren nicht mochte. Häufig essen Betroffene gerade das gerne.
- Der Geschmackssinn lässt bei Demenz nach. Wähle daher Essen mit intensivem, salzigem oder süßem Geschmack und intensiven Farben (z. B. Rote Bete, Spinat). Sie werden von Demenzkranken eher als essbar und geschmacklich akzep-

tabel wahrgenommen. Viele Demente lieben süßes Essen, da der Geschmackssinn für Süßes am längsten erhalten bleibt. So kann es vorkommen, dass ein dementer Mensch Zucker über das Gulasch kippt und es genussvoll isst. Lass ihn essen, was ihm schmeckt, solange gesundheitlich nichts dagegenspricht. Frage den behandelnden Arzt, ob und in welchem Maß Süßspeisen bzw. Zucker okay sind. Nutze gegebenenfalls Zuckerersatz wie Stevia.

- Mache vor, wie Essen geht, indem du gemeinsam mit deinem Angehörigen isst. Kann er mit dem Besteck nicht mehr umgehen, biete ihm Essen an, das er mit den Händen greifen kann.
- Oft haben Demente – vor allem abends – einen ausgeprägten Bewegungsdrang und essen deshalb nicht. Drücke ihm ein Marmeladenbrot in die Hand, das kann er im Gehen essen.
- Kleine Portionen motivieren mehr zum Essen als große. Achte außerdem darauf, dass sich das Essen farblich vom Teller abhebt, genauso wie der Teller vom Tisch. So ist z. B. ein bunter Obstsalat in einer weißen Schüssel auf einem dunklen Tisch optimal. Dadurch kann der Betroffene die Mahlzeit besser erkennen.
- Entferne alles Unnötige vom Tisch, idealerweise steht vor dem Demenzkranken nur das Essen – kein Salzstreuer, kein Glas, keine Wasserflasche.
- Sorge für eine ruhige und ablenkungsfreie Atmosphäre, während ihr esst. Nimm dir Zeit für das Essen mit deinem Angehörigen, das tut ihm und dir gut.
- Lass die Zähne bzw. Prothese und den Rachen bei Verdacht auf Schmerzen von einem Arzt überprüfen.
- «Das hat Oma immer gekocht» hilft häufig. Probiere es aus!
- Den Dementen «füttern» solltest du nur, wenn eigenständiges Essen überhaupt nicht mehr funktioniert, da du ihm dadurch ein großes Stück Selbstständigkeit nimmst. Hast du

alle Möglichkeiten ausgelotet? Falls ja, reiche ihm das Essen von *hinten* an. Studien haben gezeigt, dass das Essen dann besser angenommen wird.

- Im Endstadium der Erkrankung können die Betroffenen meistens nicht mehr schlucken, sodass die natürliche Nahrungsaufnahme unmöglich ist. Kläre mit dem Arzt ab, ob künstliche Ernährung möglich und sinnvoll ist. Künstliche Ernährung durch z. B. eine Magensonde ist ausgeschlossen, wenn der Demente das in einer gültigen Patientenverfügung explizit vermerkt hat. Hast du eine Vorsorgevollmacht für den medizinischen Bereich und liegt keine Patientenverfügung vor, musst du gemeinsam mit dem Arzt entscheiden, ob dein Angehöriger künstlich ernährt werden soll oder nicht. Liegt keine Verfügung vor, muss das Betreuungsgericht einen gesetzlichen Betreuer bestellen, der dann entscheidet. Benötigst du zu diesem Thema weitere Informationen, wende dich an einen Betreuungsverein (Adressen und Links siehe dazu Serviceteil ab S. 243).

Ist dein Familienmitglied untergewichtig, bitte den behandelnden Arzt, ein Rezept für hochkalorische Nahrung auszustellen. Diese erhältst du in der Apotheke – auch in süßen Geschmacksrichtungen.

Beachte: Vermeide saures und bitteres Essen. In unserem Hirnstamm ist gespeichert, dass diese Geschmacksrichtungen auf verdorbene Lebensmittel hinweisen. Ein Mensch mit Demenz könnte darauf abwehrend oder aggressiv reagieren.

> **Viele Demenzpatienten verweigern im Laufe der Erkrankung zu essen. Finde die Ursache heraus und ergreife dementsprechende Gegenmaßnahmen.**

«Wie motiviere ich meine demente Mutti zum Trinken?»

HANNA N.

Hanna wundert sich. Bereits letzte Woche hatte sie ihrer Oma Barbara einen Kasten Sprudel vorbeigebracht. Bis heute hat die rüstige 84-jährige Demenzbetroffene keine der Flaschen angerührt. Überhaupt ist Hanna aufgefallen, dass Barbara in letzter Zeit öfter vergisst zu trinken und sie ihre Oma immer wieder daran erinnern muss. Muss sie nicht Durst haben?

Unser Körper braucht Flüssigkeit, vor allem Wasser. Ein gesunder Mensch sollte täglich mindestens 2,5 Liter Wasser zu sich nehmen. Vielen Senioren fällt es schwer, ausreichend zu trinken, da das Durstgefühl im Alter generell nachlässt. Bei einem Menschen mit Demenz kann noch hinzukommen, dass

- er den Urin nicht mehr halten kann, sich vor einem Malheur sorgt und deshalb auf das Trinken verzichtet;
- er vergisst zu trinken;
- er nicht mehr weiß, wie man ein Glas benutzt und trinkt;
- das Getränk unangenehm schmeckt, weil sich durch die Demenz sein Geschmackssinn verändert hat;
- er Probleme beim Schlucken hat und deshalb Trinken vermeidet.

Trinkt ein Demenzkranker zu wenig, kann dies u. a. die geistige Verwirrung verstärken, die Haut verletzungsanfälliger machen und die Sturzgefahr aufgrund von Kreislaufproblemen erhöhen. Kläre mit dem Arzt, wie viel Liter dein Angehöriger täglich mindestens trinken sollte. Dies ist je nach Nebenerkrankungen unterschiedlich. Schreibe regelmäßig die getrunkene Menge auf, sodass du den Überblick erhältst. Trinkt der Demenzkranke zu wenig, versuche es mit folgenden Maßnahmen:

- Biete – nach Absprache mit dem Arzt – süße Getränke (z. B.

Cola, Eistee) an. Viele Kranke trinken sie gerne, weil Süßes das Einzige ist, was sie noch schmecken. Darf dein Angehöriger keine zuckerhaltigen Getränke zu sich nehmen, frage, ob du ihm alternativ Limonade mit Stevia-Zuckerersatz (z. B. sogenannte Light-Getränke) geben darfst.

- Stoße mit dem Dementen an, sage dazu «Prost!».
- Reiche ihm regelmäßig kleine Mengen – kleine Mengen motivieren mehr zum Trinken.
- Hat der Demenzbetroffene Probleme beim Schlucken, dicke die Getränke mit Andickungspulver an. Dickflüssigere Getränke fließen langsamer, was das Schlucken erleichtert und die Gefahr des Verschluckens mindert. Andickungspulver erhältst du in der Apotheke.
- Vermeide Becher mit einem Trinkaufsatz (auch «Schnabelbecher» genannt). Untersuchungen belegen, dass sich Kranke dadurch häufiger verschlucken.
- Fülle die Getränke in einen farbigen Becher, damit der Kranke ihn besser erkennen kann.
- Trinke mit ihm gemeinsam und mache langsam vor, wie man den Becher zum Mund führt und trinkt.
- Falls nötig, hilf dem Demenzkranken dabei, den Becher zum Mund zu führen. Sei geduldig und lass deinen Angehörigen möglichst viel selbst machen.

Trinkt der Demenzkranke zu wenig, kann das seine Verwirrung verschlimmern und die Verletzungsgefahr erhöhen.

«Mein Vater isst maßlos. Was kann ich machen, damit er aufhört?»

DANIELA S.

Es ist kurz nach 1 Uhr, und Walter steht schon wieder vor dem Kühlschrank. Wurst, Sahne, Rettich – nichts ist vor dem ehemaligen Lehrer mit frontotemporaler Demenz sicher, obwohl er mit seiner Frau ordentlich zu Abend gegessen hatte. Bittet ihn seine Frau aufzuhören, brüllt er sie unverständlich an und wird teilweise sogar handgreiflich. Seit fünf Wochen geht das bereits so, und Walter hat schon sechs Kilo zugenommen. Die gesamte Familie ist verzweifelt und fragt sich, wie sie Walter von diesem maßlosen Essen abhalten soll.

Hast du als nicht dementer Mensch ausreichend gegessen, erhältst du von deinem Gehirn das Signal, dass du satt bist, und du hörst im Idealfall auf zu essen. Bei manchen Demenzbetroffenen ist diese Signalübertragung gestört. Die Folge davon ist, dass sie ständig Hunger verspüren. Leider gibt es keine Möglichkeit, das zu ändern. Ein weiterer Grund kann sein, dass der Demente regelmäßig vergisst, dass er bereits gegessen hat, und daher davon überzeugt ist, noch Nahrung zu brauchen.

Isst der Betroffene zu viel, kann dies zu Übergewicht führen, was wiederum Herz, Gelenke und Co belastet. Gleichzeitig kann es sein, dass sich der Demente selbst gefährdet, wenn er Sachen isst, die nicht essbar sind. Eine pflegende Angehörige erzählte mir z. B., dass ihr Mann Duschgel zu sich genommen hatte.

Damit sich der Demenzpatient durch zu viel und wahlloses Essen nicht selbst schädigt, darfst du seine Nahrungszufuhr und seinen Zugriff auf Lebensmittel beschränken:

- Schließe alle Lebensmittel ein, sodass der Demenzbetroffene keinen Zugriff darauf hat. Denke dabei auch an Dinge, die der Demenzkranke für essbar halten könnte, z. B. Putzmittel, Tierfutter oder Waschpulver.

- Äußert dein Angehöriger Hunger, vertröste ihn mit «Mittagessen gibt es in einer halben Stunde», und lenke ihn mit einer Aufgabe ab.
- Biete als Zwischensnack gesunde kalorienarme Lebensmittel an, die man lange kauen muss, wie z. B. Karotten oder Äpfel.
- Reduziere die Kalorien und Größe der Mahlzeiten insgesamt, sollte der Betroffene Übergewicht haben. Zucker kannst du z. B. durch Stevia ersetzen, welches du in gut sortierten Supermärkten erhältst. Bist du unsicher, ob das Gewicht des Dementen okay ist, frage den behandelnden Arzt.

Bedenke, dass Demenzkranke, die sich viel bewegen, einen erhöhten Kalorienbedarf haben.

> **Manche Demenzkranke haben kein Sättigungsgefühl mehr oder vergessen, dass sie bereits gegessen haben. Beschränke deshalb den Zugang zu Lebensmitteln.**

«Mein Vater kaut sein Essen nicht mehr. Warum?»

THOMAS B.

Der 77-jährige Heinrich war Zahnarzt. Dementsprechend sind die Zähne des Demenzkranken noch top in Schuss. Mit viel Geduld bringt ihn sein Sohn Thomas zwar dazu, von einem Honigbrot abzubeißen, doch dann passiert nichts mehr. Heinrich kaut weder, noch schluckt er. Er lässt das Essen einfach in seinem Mundraum liegen.

Dieses Verhalten sieht man bei vielen Menschen mit Demenz im späten Stadium der Krankheit (siehe dazu meine Antwort auf «Wie verläuft eine Demenzerkrankung?» auf S. 37). Statt zu kauen und daraufhin zu schlucken, behalten sie den Speisebrei im Mund, bewegen diesen maximal hin und her.

Du und ich wissen, was wir zu tun haben, wenn wir schmackhafte Speisen im Mund haben. Kauen und Schlucken machen wir automatisch, ohne darüber nachzudenken. Demenz richtet im Gehirn allerdings so viele Schäden an, dass selbst grundlegende Funktionen wie das Kauen nicht mehr funktionieren. Der Kranke weiß schlichtweg nicht, was er mit dem «Zeug» im Mund tun soll. Dazu kommt, dass Demente kaum noch etwas schmecken (siehe dazu «Meine Mutter verweigert ihr Essen. Was soll ich tun?» auf S. 153). Schmeckt das Essen nach «nichts», motiviert dies verständlicherweise nicht zum Kauen.

Der Geschmackssinn, der bei Demenzbetroffenen am längsten erhalten bleibt, ist der für Süße. Wissenschaftler vermuten, dass das daran liegt, dass das Erste, was wir schmecken – Fruchtwasser im Mutterleib –, auch süß schmeckt. Daher biete deinem Angehörigen bevorzugt Süßes an. Selbst Kranke, die früher Süßspeisen nicht mochten, mögen diese plötzlich gerne. Auf dem Speiseplan können also z. B. Waffeln, Erdbeeren oder Banane stehen. Oft löst süßes Essen bei Demenzkranken den Reflex zum Kauen aus.

Unser Gehirn ist darauf getrimmt, dass wir unser Gegenüber nachahmen. Du kennst das sicher: Wenn du ein Kind fütterst und möchtest, dass es den Mund aufmacht, öffnest du ganz automatisch deinen eigenen Mund. Mache dir diesen Nachahmungsimpuls zunutze und iss gemeinsam mit dem Bedürftigen. Sitze ihm gegenüber und zeige ihm demonstrativ, wie Kauen funktioniert. Mit etwas Glück macht er es dir nach.

Sollten diese beiden Maßnahmen nicht fruchten, stelle auf Nahrung um, die nicht gekaut werden muss, aber süß ist, z. B. Grießbrei oder Götterspeise. Ist der Demenzpatient untergewichtig, bitte deinen Arzt, ein Rezept über hochkalorische Ernährung auszustellen. Diese gibt es auch in süßen Geschmacksrichtungen und ist in der Apotheke erhältlich. Ist der Demente Diabetiker, kannst du ihm Produkte mit Zuckerersatz zubereiten.

Kläre, bevor du die Ernährung deines Angehörigen umstellst, mit dem behandelnden Arzt, ob ein erhöhter Zuckerkonsum okay ist. Alternativ kannst du Zuckerersatz wie Erythrit – erhältlich in gut sortierten Supermärkten – nutzen.

> **Lasse dich in jedem Fall vom behandelnden Arzt zur Ernährung des Demenzbetroffenen beraten.**

«Mein Mann denkt, ich will ihn vergiften, und verweigert deswegen das Essen. Wie soll ich reagieren?»

HENRIKE E.

«Da ist Rattengift drin», brüllt Ewald Henrike wütend an und schiebt seinen Teller mit dem Auflauf energisch von sich weg. Ewald erhielt vor vier Jahren die Diagnose Lewy-Körper-Demenz (siehe dazu meine Antwort auf die Frage «Welche Demenzformen gibt es?» auf S. 24). Schon wieder glaubt er, seine langjährige Ehefrau will ihn vergiften. Henrike ist ratlos, sie versteht nicht, wie er ihr nach über 50 Jahren Ehe so etwas zutrauen kann.

Demenz schädigt die Nervenzellen im Gehirn. Dadurch verliert der Betroffene nach und nach immer mehr den Bezug zur Realität, d. h., er kann nicht mehr zwischen Realität und Fantasie unterscheiden. Außerdem ergeben viele Handlungen für den Kranken keinen Sinn mehr, er versucht aber aus seiner Not heraus, einen Sinn zu finden. Infolgedessen kreiert er seine eigene Realität und ist von ihr absolut überzeugt. So wie Ewald, der sicher ist, dass ihn seine Frau loswerden möchte. In der Psychologie gibt es dafür sogar einen Fachbegriff: «Vergiftungswahn».

Sicher schockiert oder verletzt dich die Unterstellung deines Angehörigen; schließlich kümmerst du dich aufopfernd um ihn und stellst wahrscheinlich deine eigenen Bedürfnisse hintan. Du hast nichts falsch gemacht – distanziere dich von solchen Anschuldigungen. Ursache des Vorwurfs ist allein die Demenz.

Viele Angehörige neigen in solchen Situationen dazu, sich zu verteidigen. Dieser Impuls ist absolut natürlich. Ich rate dir trotzdem dringend dazu, darauf zu verzichten. Denn der Demente würde deine Argumente nicht verstehen und auf deine Gegenrede voraussichtlich aggressiv reagieren. Im schlimmsten Fall wird ihn deine Abwehrhaltung noch mehr in seiner Wahnvorstellung bestätigen. Er ist in seiner eigenen Realität festgefahren, das wirst du nicht ändern können – egal, wie viele Erklärungen du aufzählst.

Atme durch, zähle von 30 rückwärts, entferne dich kurz. Finde einen Weg, deinen Verteidigungsimpuls zu stoppen. Mit der Zeit wird dir das immer besser gelingen. Akzeptiere, dass die Realität des Kranken eine andere ist als deine. Stell dir vor, wie du dich fühlen würdest, wenn du davon überzeugt wärst, dass dein Essen vergiftet ist.

Zeige, sobald du bereit bist, Verständnis für seine Sorge, indem du sie benennst: «Du hast Angst.» Bleibe dabei ruhig und selbstsicher, denn diese Haltung wird deinen aufgeregten Angehörigen am besten entspannen. Um ihn zum Essen zu motivieren, versuche außerdem diese Maßnahmen:

- Setze dich zu ihm und iss selbst. Wir Menschen neigen dazu, andere nachzuahmen, eventuell fängt der Demenzbetroffene dann auch zu essen an.
- Biete ihm verpacktes Essen an, z. B. Kekse. Lasse ihn die Verpackung selbst öffnen. Unterlasse es allerdings, ihn darauf hinzuweisen, dass verpacktes Essen nicht vergiftet sein kann,

denn damit würdest du seinen Vergiftungswahn wieder befeuern. Sage stattdessen einfach: «Guten Appetit!»

- Wechsle das Thema oder lenke ihn mit einer Aufgabe ab, lass das Essen aber stehen. Es ist gut möglich, dass der Demenzpatient wenige Minuten später seine Wahnvorstellung vergessen hat und dann doch isst. Biete ihm die Speise gegebenenfalls zu einem späteren Zeitpunkt noch mal an. Vermeide es, Druck auszuüben, denn Druck erzeugt – vor allem bei Menschen mit Demenz – immer Gegendruck.
- Bereite ihm seine Lieblingsspeise zu.
- Lasse das Essen von jemand anderem zubereiten bzw. servieren.

Das oberste Ziel sollte sein, dass der Kranke überhaupt etwas zu sich nimmt. Verweigert dein Angehöriger häufiger das Essen, weil er befürchtet, vergiftet zu werden, informiere unbedingt den Arzt. Eventuell können Psychopharmaka helfen, den Vergiftungswahn zu mindern.

> **Vergiftungswahn kann eine Folge von Demenz sein. Distanziere dich innerlich von den Vorwürfen, mache dir bewusst, dass sie krankheitsbedingt sind.**

Sich kleiden & pflegen

Kleidung ist für uns Schutz (z. B. vor Kälte, Nässe oder Hitze) und Ausdruck unserer Persönlichkeit. Unseren Körper zu pflegen ist allein schon aus gesundheitlichen Gründen wichtig. Fast täglich beklagen sich Angehörige bei mir, dass sich Demenzbetroffene weigern, ihre Kleidung zu wechseln oder zu duschen. Sie verstehen nicht, weshalb sich der Demenzkranke plötzlich dagegen wehrt. In diesem Kapitel gehe ich auf Probleme beim Kleiden und Pflegen ein. Ich erläutere dir die Gründe und zeige dir auf, wie du damit umgehen darfst.

«Mein Mann will sich nicht mehr duschen. Was soll ich tun?»

KATHARINA L.

Mit Engelszungen redet Katharina bereits seit über einer halben Stunde auf ihre Mutter ein. Seit zehn Tagen hat sie schon nicht mehr geduscht, jetzt wird es wirklich Zeit! Ständig hat sie irgendwelche Ausreden, weshalb sie nicht ins Bad kann, oder sie behauptet, bereits geduscht zu haben. Katharina ist am Verzweifeln und möchte ihre unangenehm riechende Mutter schon kaum mehr anfassen. Was kann sie nur tun?

Diese Frage zählt zu den meistgestellten auf meinen Social-

Media-Kanälen, und auch von meiner Arbeit in der Pflege kenne ich sie gut. Wenn sich der Demenzkranke weigert, sich zu duschen, lässt das viele Angehörige verzweifeln. Fragst du dich auch, weshalb sich der Demenzkranke nicht mehr duschen will, obwohl er dies früher problemlos selbstständig getan hat? Vielleicht riecht der Betroffenen deswegen nach Schweiß oder Urin und dir ist das peinlich, oder du ekelst dich vor ihm?

Lass deine Gedanken und Gefühle zu, sie sind verständlich und berechtigt. Im zweiten Schritt mache dich auf die Suche nach den Gründen für die Verweigerung des Dementen. Auch in diesem Fall gilt wieder: Kennst du den Grund für seine Verweigerung, kannst du sein Verhalten ändern.

Häufige Gründe, weshalb ein Demenzkranker Duschen verweigert, sind:

- Er hat Angst vor dem Badezimmer, laufendem Wasser o. Ä.
- Er schämt sich, vor jemandem anderen nackt zu sein, teilweise selbst vor dem eigenen Partner.
- Er ist von dem, was von ihm verlangt wird, überfordert.
- Er empfindet das Wasser als zu kalt oder zu heiß.
- Er weiß nicht mehr, wie man duscht.
- Er versteht nicht mehr, warum Duschen sinnvoll ist.
- Ihm ist kalt.

Viele Kranke entwickeln Ängste, die dazu führen, dass sie bestimmte Handlungen verweigern. Beobachte den Demenzpatienten genau. Angst zeigt sich vor allem in angespannter Muskulatur und im Gesichtsausdruck, auch Zittern kann vorkommen. Wovor der Kranke Angst hat, kann individuell sehr unterschiedlich und für dich vielleicht nur schwer nachvollziehbar sein. Unterlasse es, seine Angst zu hinterfragen. Angst basiert immer auf Emotionen, und keiner kann diese willentlich an- oder abschalten. Stattdessen akzeptiere die Angst und fokussiere dich darauf, ihre Ursache herauszufinden. Zeigt der Demenzbetroffene Angst vor dem Badezimmer? Dann schau genau hin: Was ängstigt deinen Angehörigen? Ist der Raum vielleicht schlecht ausgeleuchtet oder sehr klein? Könnte ihn der dunkle Teppich oder der Spiegel stören?

Eventuell ist dir zu Beginn nicht direkt klar, was die Angst bei deinem Angehörigen verursacht, dann sei kreativ und probiere verschiedene Dinge aus. Biete ihm Veränderungen an und schau, ob er sich dann beruhigt. Der Kranke ist unfähig, sich anzupassen und ist seinen Ängsten hilflos ausgeliefert. Du kannst ihm helfen, indem du die Umgebung und dein Handeln seinen Ängsten anpasst.

Weitere Tipps zur Körperpflege:

- Führe die Körperpflege am späten Vormittag oder frühen Nachmittag durch, denn dann sind die meisten Demenzkranken körperlich und geistig am fittesten.
- Reduziere das Wasch-Prozedere auf das Nötigste.
- Bereite die Körperpflege gut vor. Lege alles, was du brauchst, vorab zurecht.
- Plane ausreichend Zeit ein.
- Wärme den Raum vorab gut auf.
- Entferne dunkle Badezimmerteppiche.
- Mache es im Bad so hell wie möglich.
- Viele Demenzbetroffene fürchten sich vor dem Spiegel, daher hänge oder klebe ihn ab.
- Entferne unnötige Gegenstände aus dem Bad, um dem Demenzkranken die Orientierung zu erleichtern.
- Gib klare, einfache Anweisungen.
- Verlange immer nur eine Sache auf einmal.
- Vor allem in weiß gefliesten Bädern finden sich Menschen mit Demenz schlecht zurecht. Hilf dem Dementen, indem du Armaturen mit einem dunklen Klebeband abklebst.
- Lasse ihn die Wassertemperatur zuerst mit der Hand fühlen.
- Sage: «Wir haben noch Wasser übrig.» Viele Senioren haben

in ihrer Kindheit gelernt, dass Wasser stets knapp ist. War früher – z. B. in der Nachkriegszeit – Wasser zur Körperpflege übrig, haben sich alle gefreut und dieses ausgiebig genutzt. Nutze diese Erinnerung.

- Hat der Kranke Angst vor laufendem Wasser, hänge ein kleines Handtuch über die Duschbrause. Wenn er badet, lasse das Wasser vorher ein.
- Singe «Wasser ist zum Waschen da» oder andere bekannte Lieder aus seiner Kindheit.
- Biete ihm, falls möglich, statt Duschen ein Wannenbad an. Viele Betroffene kennen das aus ihrer Kindheit und baden daher gerne.
- «Heute machen wir dich mal wieder chic», hilft häufig, um zum Duschen zu motivieren.
- Entwickle eine Duschroutine, d. h., lege eine feste Abfolge des Duschprozederes fest und bleibe dabei. Routinen geben jedem Demenzbetroffenen Sicherheit. Das wiederum erhöht die Wahrscheinlichkeit, dass er sich auf das Duschen einlässt.
- Lade ihn ein mit den Worten «Heute ist Badetag».
- Bleibt die Angst vor dem Badezimmer bestehen, dann wasche deinen Angehörigen in einem anderen Raum, z. B. in der Küche.
- Schämt sich der Demenzkranke, wasche ihn in Badehose bzw. Badeanzug und hülle ihn danach direkt in ein großes Handtuch oder Bademantel. Lasse alternativ eine andere Person die Körperpflege durchführen. Viele Frauen schämen sich vor Männern; teilweise sogar vor dem eigenen Partner.
- Strahle eine positive und selbstsichere Haltung aus – denn du weißt, was du tust.
- Mache dir bewusst, dass auch Menschen mit Demenz einen schlechten Tag haben und Nein sagen dürfen. An manchen

Tagen wird es weniger gut funktionieren, an anderen dafür besser. Sei flexibel und verschiebe den Duschtag falls nötig.

> **Menschen mit Demenz entwickeln häufig Ängste, die für Nicht-Demente nicht nachvollziehbar sind. Ängste führen zu Verweigerung. Mache es daher deinem Angehörigen und dir so einfach wie möglich und reduziere alle Tätigkeiten, die ihm schwerfallen, auf ein Minimum.**

«Meine Schwiegermutter weigert sich, ihre Kleidung zu wechseln. Wie bringe ich sie dazu, sich umzuziehen?»

KATHARINA ANDREA D.

Karolina schüttelt unwillig ihren Kopf und reißt sich los. Dabei wollte ihr ihre Tochter Andrea nur dabei helfen, den schmutzigen Pullover zu wechseln. Da ist doch nichts Schlimmes dabei, das geht doch fix! Von wegen: Alles gute Zureden und Erklären helfen nichts, Karolina weigert sich weiterhin. Warum sieht sie nicht ein, dass sie dringend einen anderen Pulli anziehen muss?

Kannst du dir vorstellen, weshalb sich ein Demenzkranker wie Karolina verwehrt? Grundsätzlich gibt es drei Möglichkeiten:

- Er möchte aktuell etwas anderes.
- Er ist überfordert.
- Er erkennt im Kleidungswechsel keinen Sinn mehr.

Ist dem Demenzpatienten aktuell etwas anderes wichtiger, erkennst du das neben seiner Ablehnung auch an körperlicher Unruhe. Oft möchte der Betroffene irgendwohin, kann nicht still sitzen. Und, mal ehrlich, nur weil er Demenz hat, muss er sich nicht allem fügen. Eine verkleckerte Bluse oder ein verschwitztes T-Shirt ist kein Weltuntergang. Oder? Falls nötig, reinige die Kleidung notdürftig, lasse den Kranken tun, was er tun muss (solange er sich nicht selbst gefährdet), und entsorge die Schmutzwäsche am Abend.

Auch Überforderung, und wenn der Demente im Kleidungswechsel keinen Sinn mehr erkennt, kannst du an Unruhe, Abwehr oder aggressivem Verhalten erkennen. Gönne dem Demenzbetroffenen dann eine Pause. Falls unbedingt nötig, biete ihm später noch mal an, die Kleidung zu wechseln – übe aber keinerlei Druck aus. Mache ihm gegebenenfalls vor, wie man einen Pulli aus- und anzieht. Lass den Dementen dabei so viel wie möglich selbst machen.

Verabschiede dich generell von Idealvorstellungen. Die Jacke hat einen Fleck? Na und? Der Betroffene trägt das Sweatshirt linksrum? Interessiert keinen. Erste Priorität sollte immer sein, dass der Demenzpatient so wenig wie möglich Stress ausgesetzt ist und seine Selbstständigkeit so lange wie möglich erhalten bleibt. Dann wird es auch einfacher für dich.

Um Umziehen für deinen Angehörigen und dich zukünftig einfacher zu gestalten, entwickle eine «Aus- und Anziehroutine»:

- Zieht die Kleidung immer in derselben Reihenfolge aus.
- Bringt die schmutzige Kleidung gemeinsam zum Wäschekorb.
- Legt die Kleidung für den folgenden Tag in der Reihenfolge hin, wie sie angezogen werden soll. Zieht die frische Kleidung immer in derselben Reihenfolge an.
- Achte drauf, ob es Kleidungsstücke gibt, die dein Angehöriger gerne trägt. Welche das sind, ist individuell: Manche Menschen mit Demenz tragen gerne ihre ehemalige Arbeits-

kleidung, andere bequeme Sachen, Dritte machen sich gerne chic. Schaffe Lieblingskleidung mehrfach an. Kleidung, die dein Angehöriger verweigert, sortierst du aus.

> **Bringe Ruhe und Routine ins An- und Ausziehen, lass fünfe gerade sein und den Demenzkranken seine Lieblingskleidung tragen.**

«Meinem Vater ist ständig kalt, obwohl er viele Lagen Kleidung trägt. Wie kann ich ihm helfen?»

NICOLE B.

Hans hat sich die Wolldecke bis zum Kinn hochgezogen. Er trägt einen Rollkragenpulli, eine warme Hose und dicke Socken. Es ist Sommer, draußen sind es 25 Grad, und trotzdem will Hans am liebsten die Heizung aufdrehen: Ihm sei so kalt! Wie kann das sein?

Friert dein Angehöriger ständig, ist das für dich sicher schwer zu ertragen. Denn jeder von uns kann nachvollziehen, wie unangenehm es ist, wenn man vor Kälte schlottert.

Wende dich zuerst an den behandelnden Arzt, denn hinter dem vermehrten Frieren können Nebenerkrankungen wie z. B. Blutarmut oder Nebenwirkungen von Medikamenten stecken. Beachte außerdem, dass sich der Kalorienbedarf durch permanentes Frieren erhöht und der Demenzbetroffene daher an Gewicht verlieren kann. Ist dein Angehöriger bereits untergewichtig? Untergewichtige frieren noch schneller. Lass dich vom Arzt dazu beraten; gegebenenfalls kann er dir ein Rezept für hochkalorische Kost ausstellen, damit der Demente zunimmt.

Sind diese Ursachen ausgeschlossen oder beseitigt und das

Frieren bleibt bestehen, ist die Demenz selbst die Ursache für das ständige Frösteln: Unser Wärme- und Kälteempfinden wird von unserem Gehirn gesteuert. Sitzt du bei 27 Grad auf der Terrasse, empfängt dein Gehirn vom Körper Signale, dass dir warm ist. Dementsprechend befiehlt dein Gehirn deinem Körper zu schwitzen, um sich herunterzukühlen. Gleichzeitig entschließt du dich dazu, deinen Pullover auszuziehen. Bei Demenz ist diese Kommunikation zwischen Körper und Gehirn gestört. Das kann dazu führen, dass der Betroffene weder Wärme noch Kälte empfindet oder dass ihm ständig warm bzw. kalt ist, unabhängig von der Witterung oder seiner Kleidung. Diese Störung kannst du nicht beheben, du kannst lediglich versuchen, die Folgen für den Dementen abzumildern:

- Fühle die Haut deines Angehörigen. Ist diese wohltemperiert, mache dir keine Sorgen. Bist du dir unsicher, nutze ein Ohrthermometer, um seine Temperatur zu messen. Ohrthermometer erhältst du in der Apotheke.
- Ist ihm kalt, biete ihm einen warmen Tee oder Kaffee an. Auch ein warmes Bad oder eine heiße Dusche empfinden viele als angenehm. Bewegung und wärmendes Massageöl (z. B. mit Arnika) wirken oft Wunder. Ist ihm heiß, nimmt er sicher gerne ein Kaltgetränk. In beiden Fällen ist Kleidung aus Merinowolle – dicker oder dünner – ideal. Merinowolle wärmt und kühlt gleichzeitig.

Beachte außerdem einen weiteren Faktor: Der Demenzbetroffene ist von der Welt, die ihn umgibt, überfordert. Oft plagen ihn große Ängste, die dementsprechend zu Stress führen. Große psychische Anspannung kann starkes Kälteempfinden verursachen oder verstärken. Mit folgenden Maßnahmen kannst du den Stress des Dementen reduzieren:

- Gib ihm möglichst viele Freiheiten, das zu tun, was er möchte.

- Identifiziere einen Ort, an dem er sich wohlfühlt und entspannen kann (z. B. die Terrasse, am Küchentisch, im Garten), und führe ihn regelmäßig dorthin.
- Achte auf einen ausgewogenen Alltag mit Aktivitäten und Ruhephasen.
- Vermeide große Menschengruppen, laute Geräusche und viel Trubel.
- Führe Routinen ein und halte dich daran.
- Aufenthalte in der Natur und Umgang mit zahmen Tieren wirken besonders beruhigend.

> **Bei Menschen mit Demenz kann das Wärme- und Kälteempfinden gestört sein.**

«Mein dementer Vater läuft im Pflegeheim ständig nackt rum. Warum?»

SABRINA P.

Sabrina traut ihren Augen kaum: Ihr Opa Reinhardt kommt ihr, nur in Unterhosen bekleidet, auf dem Flur des Pflegeheims entgegen. Was ist denn da schiefgelaufen? Was sollen denn die anderen Bewohner denken? Dieses freizügige Verhalten passt überhaupt nicht zu dem ehemals stets perfekt gekleideten Banker. Als sie ihn darauf anspricht, schaut Reinhardt sie nur fragend an. Das Pflegepersonal erzählt ihr später, dass Reinhardt in letzter Zeit wiederholt nur in Unterwäsche durch die Räume spaziert sei.

Zieht sich ein Demenzkranker in der Öffentlichkeit aus, sind viele Angehörige schockiert. Vor allem, wenn das überhaupt nicht zur früheren Persönlichkeit des Kranken passt. Auch in diesem Fall liegt die Ursache für das Verhalten in der Demenz:

Gestörtes Wärmeempfinden

Damit alle Organe unseres Körpers gut arbeiten können, muss unser Körper eine gewisse Temperatur aufweisen. Um diese sicherzustellen, kommunizieren unser Gehirn und der Rest des Körpers ständig miteinander (siehe auch meine Antwort auf die Frage «Meinem Vater ist ständig kalt, obwohl er viele Lagen Kleidung trägt. Wie kann ich ihm helfen?» auf S. 171).

Meldet der Körper, dass ihm kalt ist, fängst du an zu zittern, um Wärme zu produzieren. Ist dir heiß, fängst du an zu schwitzen, um deinen Körper herunterzukühlen. Das gesunde Gehirn reagiert immer dann, wenn die nötige Körpertemperatur über- oder unterschritten wird. Bei einem Menschen mit Demenz ist diese Verständigung fehlerhaft. So kann es sein, dass dem Kranken unglaublich heiß ist, obwohl seine Körpertemperatur normal ist oder sich seine Haut sogar kühl anfühlt. Folglich zieht er sich aus.

Hast du den Eindruck, dein Angehöriger zieht sich aus, weil ihm zu heiß ist, dann biete ihm weite, luftige Kleidung an. Sei dabei kreativ und offen: Vielleicht ist ein Dishdasha (luftiges Kleid für Männer, welches in arabischen Ländern getragen wird) genau das Richtige für den Demenzbetroffenen? Achte allerdings darauf, dass er auch in der kalten Jahreszeit warm genug angezogen ist. Bekleidung aus Merinowolle ist ideal, da es sie in unterschiedlichen Dicken gibt und das Material gleichzeitig wärmt und kühlt.

Normen vergessen

Als Kind lernen wir, wie wir uns gegenüber anderen verhalten sollen und welches Verhalten in welchen Situationen angemessen ist. Zu diese Normen zählt auch, dass es in unserer Gesellschaft nicht erlaubt ist, nackt in der Öffentlichkeit herumzulaufen. Menschen mit Demenz vergessen solche Normen und handeln ausschließlich danach, wie sie sich fühlen: Mir ist heiß, also ziehe ich mich aus. Die Kleidung stört mich, also kommt sie weg.

Kleidung kann einengen, reiben und zwicken. Ist das der Fall, wird der Demente sie ausziehen und steht nackt da.

Allerdings haben Betroffene auch häufig Lieblingskleidungsstücke. Oft sind das Hosen mit flexiblem Gummizug und Oberteile mit dehnbaren Stoffen. Auch Kleidung, die der Demente früher zur Arbeit getragen hat, wird häufig toleriert. Sortiere aus: Kleidung, die er nicht mag, kommt weg; andere schaffst du mehrfach an. Dann sollten Ausziehaktionen seltener vorkommen.

Bist du dir unsicher, aus welchem Grund sich dein Angehöriger auszieht, probiere einfach beide Varianten aus.

> **Demenzkranke ziehen sich meistens aus, weil ihr Wärmeempfinden gestört ist oder die Kleidung stört.**

«Mein Vater reißt sich nachts immer die Windel runter. Was soll ich tun?»

SILKE S.

Schon wieder ist das Bett komplett durchnässt. Warum? Die Windel, die Silke ihrem Vater gestern vor dem Zubettgehen angezogen hatte, liegt halb zerfetzt auf dem Boden. Jeden Morgen dasselbe. Wieder muss Silke, bevor sie ins Büro hetzten wird, das Bett komplett frisch überziehen und ihren Vater duschen. Das ist eine Katastrophe! Silke ist mittlerweile so kraft- und ratlos, dass ihr einfach die Tränen runterlaufen.

Warst du schon mal in derselben Situation?

Inkontinenz ist der Fachbegriff dafür, Urin oder Stuhl ganz oder teilweise nicht mehr halten zu können. Urin-Inkontinenz betrifft irgendwann fast jeden Demenzkranken. Fünf Jahre nach der Diagnose ist jeder zweite davon betroffen, nach acht Jahren sind es bereits vier von fünf Erkrankten.[38]

Als Kleinkind lernen wir, Urin und Stuhlgang zu kontrollieren. Auch diese Funktion wird vom Gehirn gelenkt, indem es Blase und Schließmuskel steuert und uns rechtzeitig ein Signal gibt, dass wir zeitnah eine Toilette aufsuchen sollten. Zerstört die Demenz die Nervenzellen, die für diese Prozesse zuständig sind, wird der Betroffene inkontinent.

Wende dich bei Inkontinenz deines Angehörigen an den behandelnden Arzt. Neben der Demenz können Infekte, hormonelle Veränderungen oder Prostatavergrößerung zu unerwünschtem Urinverlust führen und gegebenenfalls behandelt werden.

Tagsüber kann eine nasse Hose mit regelmäßigen Toilettengängen vermieden werden. Dafür schickst oder begleitest du den Demenzbetroffenen alle zwei bis drei Stunden zur Toilette. Schaue, welcher Toilettenrhythmus für deinen Angehörigen funktioniert.

Nachts ist dies allerdings problematischer, da es für alle Beteiligten wichtig ist, ausreichend am Stück schlafen zu können. So behelfen sich die meisten Angehörigen von Demenzkranken mit «Windeln». Diese sehen genauso aus wie Windeln, die Babys tragen, eben nur für Erwachsene. Das primäre Ziel ist, Bettdecke und Matratze vor Urin zu schützen.

Das Problem: Demenzbetroffene empfinden «Windeln» oft als störend und ziehen sie deshalb aus. Manchmal haben sie auch noch den Impuls auf Toilette gehen zu wollen, und reißen sie deshalb runter. Diese Tipps helfen dir weiter:

- Es gibt Inkontinenzhosen für Erwachsene, die einer üblichen Unterhose nachempfunden sind und häufig besser toleriert werden.
- Eine weitere Alternative sind Einlagen. Sie werden in den Slip eingeklebt und nehmen den Urin auf.

- Für Männer gibt es außerdem Kondom-Urinale, die mit einem Urinbeutel verbunden werden. Sie sind allerdings nur bei ruhigem Schlaf sinnvoll, da sie bei häufigem Hin- und Herwälzen abgehen.
- Bei leichter Urin-Inkontinenz bietet sich waschbare, saugfähige Unterwäsche an.
- Die Matratze kannst du mit einer flüssigkeitsabweisenden Gummiunterlage schützen.
- Inkontinenz-Produkte sind anerkannte Hilfsmittel. Das heißt, dass Versicherte einen gesetzlichen Anspruch auf einen Zuschuss durch die Krankenkasse haben, wenn ein Arzt dafür ein Rezept ausstellt.

Alle oben genannten Produkte erhältst du im Sanitätsfachhandel. Lass dich beraten, welcher Artikel der beste für den Demenzkranken ist. Achte darauf, nasse Inkontinenz-Einlagen oder Unterwäsche baldmöglichst zu wechseln, um Hautreizungen zu vermeiden.

Was außerdem hilft:

- Achte darauf, dass der Demente spätestens eine Stunde vor dem Zubettgehen nichts mehr trinkt. So kann nächtlicher Harndrang oft vermieden werden.
- Falls nötig, begleite ihn einmal nachts zur Toilette. Stelle dir dazu einen Wecker.

Die Inkontinenz des Demenzkranken ist für dich sicher sehr belastend. Mache dir bewusst, dass es sich hierbei um eine körperliche Fehlfunktion handelt und dein Angehöriger nichts dafür kann.

«Mein Vater schafft es nicht mehr rechtzeitig zur Toilette. Woran liegt das? Was kann ich tun?»

KERSTIN H.

Wolfram ist es offensichtlich peinlich. Der Demenzpatient steht mit halb geöffneter Hose vor der Toilettentür und hat sich eingenässt. Verzweifelt versucht er, sein Malheur vor den anderen Heimbewohnern zu verstecken.

Urin sammelt sich im menschlichen Körper in der Harnblase. Ist die Blase voll, wird das an das Gehirn gemeldet. Das Gehirn gibt daraufhin den Befehl, die Blase zu entleeren. Als Kind haben wir gelernt, diesen Impuls zu unterdrücken, bis wir eine Toilette oder einen anderen geeigneten Ort gefunden haben. Bei Demenz kommt es zu Kommunikationsproblemen zwischen Körper und Gehirn (siehe dazu auch meine Antwort auf die Frage «Mein Vater reißt sich nachts immer die Windel runter. Was soll ich tun?» auf S. 175). Die Folge davon ist, dass der Kranke seinen Harn nicht mehr oder nicht mehr lange genug halten kann.

Erschwerend kommt hinzu, dass sich Demenzkranke zunehmend schlechter orientieren können. Orientierungsprobleme zeigen sich zuerst an Orten, die ihnen wenig bekannt sind, später auch in vertrauter Umgebung. So finden die Erkrankten z. B. nicht mehr den Weg nach Hause oder selbst in der eigenen Wohnung die Toilette nicht mehr.

Weitere Gründe, weshalb der Betroffene es nicht mehr rechtzeitig zur Toilette schafft, können sein:

- Er findet das Klo zwar, weiß aber nicht mehr, wie man es benutzt.
- Er erkennt das WC nicht.
- Er schafft es nicht, sich rechtzeitig zu entkleiden.
- Ihm wird zu spät klar, dass er auf Toilette muss.
- Er kann nicht mitteilen, dass er das WC nicht findet.
- Er nimmt Medikamente ein, die den Harndrang fördern.

- Er leidet an einem Infekt, hormoneller Veränderung, Prostatavergrößerung o. Ä.

Realisieren Menschen mit Demenz, dass sie die Kontrolle über ihre Blase verloren haben, ist das für sie sehr deprimierend und oft auch schambehaftet. Ich bin mir sicher, das kannst du nachvollziehen. Du kannst deinem Angehörigen helfen, indem du folgende Maßnahmen ergreifst:

- Bebildere den Weg zur Toilette, z. B. mit großen Pfeilen, und leuchte diesen tagsüber und nachts gut aus.
- Klebe ein Bild von einer Toilette an die Tür oder lass die Tür zum WC offen stehen, damit der Demenzbetroffene es sehen kann.
- Entferne den Toilettendeckel.
- Schaffe eine rote Toilettenbrille an, da sie für den Kranken besser zu erkennen ist.
- Biete ihm leicht zu öffnende Kleidung an, wie z. B. Hosen mit Gummizug statt Reißverschluss.
- Nutze Inkontinenz-Unterwäsche oder Slipeinlagen statt geschlossene Windelhosen, da Erstere leichter zu öffnen sind.
- Zeige ihm etwa alle zwei Stunden das WC, um ihm die Möglichkeit zu geben, sich zu erleichtern.
- Schütze Möbel und Matratze mit einer flüssigkeitsabweisenden Unterlage. Du erhältst sie im Sanitätsfachhandel.
- Achte darauf, dass der Betroffene mindestens eine Stunde vor dem Zubettgehen nichts mehr trinkt, um nächtlichen Harndrang zu vermeiden.
- Stelle gegebenenfalls einen Toilettenstuhl neben das Bett. Ein Rezept dafür erhältst du vom behandelnden Arzt.
- Unterrichte den behandelnden Arzt von der Inkontinenz, damit er andere Ursachen wie Medikamentennebenwirkungen oder einen Infekt ausschließen kann.

Ist es für dich schwer zu ertragen, deinen Angehörigen so zu sehen? Ekelst du dich vor ihm? Vielleicht macht es dich auch traurig, und es ist dir unangenehm, die Scham deines Angehörigen zu spüren? Vielen geht es wie dir – du darfst diese Gefühle haben. Vermutlich ist diese Situation völlig neu für dich, und du darfst dir Zeit lassen, damit klarzukommen. Denn mit der Tatsache, dass der Demenzbetroffene inkontinent wird, zeigt sich eines sehr deutlich: ein Rollenwechsel. Deine Mutter, die früher dir die Windeln gewechselt hat, dein Vater, der immer alles im Griff hatte, oder dein Partner, mit dem du eine Beziehung auf Augenhöhe geführt hast, nässt nun ein. Dir wird klar, dass du dich von eurer alten Beziehung verabschieden musst und es keinen Weg zurückgibt. Verluste machen immer traurig. Gib dir Zeit, den Verlust zu realisieren und deine Trauer zu durchleben. Tausche dich mit deiner Familie, Freunden oder anderen pflegenden Angehörigen in einer Selbsthilfegruppe vor Ort oder online dazu aus (siehe Links und Kontakte dazu im Serviceteil ab S. 243).

> **Probleme beim Toilettengang sind häufig für den Demenzkranken und seinen Angehörigen sehr schambehaftet. Gib euch beiden Zeit, euch an diese Veränderung zu gewöhnen.**

«Warum uriniert mein Mann in den Blumentopf?»

ULRIKE K.

«Marion, ich bin total schockiert! Mein Mann uriniert seit Kurzem immer wieder in den Blumentopf – ich weiß mir nicht mehr zu helfen!» Diesen Hilferuf einer Angehörigen erhielt ich vor Kurzem per WhatsApp. Es ist völlig verständlich, wenn dich ein solches Verhalten deines Angehörigen entrüstet, denn das kennst du sicher nicht von ihm. Vielleicht bist du auch verärgert, weil du jetzt alles putzen musst und er dir noch mehr Arbeit macht, als du ohnehin schon hast. Womöglich schämst dich auch, vor allem, wenn andere sein Benehmen mitbekommen, oder du ekelst dich vor ihm.

Wichtig ist, dass du dir klarmachst, dass der Demenzkranke dich nicht absichtlich ärgert. Um jemanden bewusst zu ärgern, muss ich fähig sein, strategisch zu denken – und das kann ein Mensch mit Demenz nicht mehr.

In unserem Gehirn ist abgespeichert, wozu wir Gegenstände nutzen können. Durch das Absterben der Gehirnzellen bei Demenz geht dieses Wissen verloren. Viele Demente verwechseln daher Dinge: Der Blumentopf wird für das Urinal gehalten, die Unterhose als Mütze auf den Kopf gesetzt, oder es wird versucht, mit dem Glas die Haustür aufzuschließen.

Sollte der Demenzbetroffene also außerhalb der Toilette urinieren, bleibe ruhig. Er weiß es nicht besser. Entferne falls möglich den Gegenstand, den er mit der Toilette verwechselt. Erschwere ihm das selbstständige Entkleiden, indem du ihm einen Gürtel und notfalls die Hose verkehrtherum anziehst. Plane zukünftig alle zwei Stunden begleitete Toilettenbesuche ein, um weitere Missgeschicke zu vermeiden. Markiere gleichzeitig den Weg zur Toilette mit großen roten Pfeilen und entferne den WC-Deckel. Damit erleichterst du es dem Dementen, den Weg zur Toilette zu finden und sie als solche zu erkennen (siehe auch meine Antwort auf die Frage «Mein Vater schafft es nicht mehr rechtzeitig zur Toilette. Woran liegt das? Was kann ich tun?» auf S. 178).

> **Menschen mit Demenz können Gegenstände verwechseln. Begleite ihn regelmäßig zur Toilette, um Missgeschicke zu vermeiden.**

Miteinander kommunizieren

«Wir können nicht nicht kommunizieren» – dieser berühmte Ausspruch des Philosophen und Psychoanalytikers Paul Watzlawick bedeutet: Was auch immer wir tun, wir senden Signale an unsere Mitmenschen. Manchmal bewusst, sehr häufig unbewusst. Wir kommunizieren nicht nur über das, was wir sagen, sondern auch darüber, wie wir es tun, also über unseren Tonfall, unsere Betonung oder die Lautstärke unserer Stimme. Auch über unsere Körperhaltung, Gestik oder Mimik senden wir Signale an unser Gegenüber.

Demenz verändert die Kommunikation miteinander grundlegend. Weshalb das so ist und welche Folgen es hat, damit beschäftigt sich folgendes Kapitel.

«Soll ich Oma sagen, dass sie Demenz hat?»

LAURA T.

Alle hatten es schon geahnt: Oma Lotti wurde immer vergesslicher, und mehrmals haben Nachbarn sie nachts mitten im Dorf nur im Nachthemd bekleidet aufgegriffen. Nach diversen Arztbesuchen ist nun klar: Lotti leidet an Demenz. Sie selbst weiß noch nichts davon, fragt aber immer wieder, was mit ihrem Kopf nicht stimmt. Ihre Familie steckt in einem Dilemma: Soll sie Lotti die Wahrheit sagen oder lieber anlügen, um sie nicht traurig zu machen?

In unserer Gesellschaft gilt es als moralisch, dem anderen die Wahrheit zu sagen. Doch bei Demenzbetroffenen rate ich dazu zu differenzieren. Im Anfangsstadium der Erkrankung können Betroffene Erklärungen und Argumente teilweise noch verstehen. Ist dies bei deinem Angehörigen der Fall, kläre ihn in einfachen Worten über die Diagnose auf. Sicherlich wird sie ihn sehr traurig machen und ängstigen. Tröste ihn und gib ihm Zeit, die Diagnose zu verkraften. Besprich zeitnah mit ihm, was er tun kann, um das Fortschreiten der Demenz hinauszuzögern (siehe dazu «Wie kann ich das Fortschreiten der Demenz verlangsamen?» auf S. 66). Kläre außerdem, was deinem Angehörigen in seiner zukünftigen Pflege und Betreuung wichtig ist. Wie möchte er leben? Wer kann unterstützen? Wer soll seine Bankgeschäfte übernehmen? Hinsichtlich rechtlicher Bereiche wie Vorsorgevollmacht etc. nutze die Beratungsangebote von Betreuungsvereinen (wichtige Kontakte und Links dazu siehe Serviceteil ab S. 243).

«Versprich mir, dass du mich nicht ins Heim gibst!» – diesen Satz hören viele Angehörige, wenn sie mit ihrem erkrankten Familienmitglied über die Zukunft reden. Hüte dich davor, Versprechungen zu machen, die du womöglich nicht halten kannst, nur um dem Demenzkranken einen Gefallen zu tun. Denn dein schlechtes Gewissen würde dich später einholen. Entgegne stattdessen: «Solange ich die Pflege leisten kann, wirst du nicht ins Heim müssen.»

Häufig wird die Demenz aber zu einem Zeitpunkt diagnostiziert, an dem der Demenzbetroffene die Diagnose und Erklärungen dazu nicht mehr verstehen kann – oder er vergisst die Informationen innerhalb kurzer Zeit. Dann rate ich dir, die Diagnose zu verschweigen. Denn es ist sinnlos, einem Menschen etwas zu erklären, das er nicht mehr begreifen kann oder immer wieder vergessen würde. Du würdest deinem Angehörigen sogar schaden: Erklärungen, die er nicht verstehen kann, würden ihn zusätzlich verwirren und dies wiederum sein Selbstwertgefühl weiter mindern.

Viele Angehörige scheuen sich aus moralischen Gründen, die Krankheit zu verschweigen. Oft höre ich dann: «Aber ich kann meinen Angehörigen doch nicht anlügen!» Wäge ab: Was ist in diesem Fall wichtiger, nicht zu lügen oder einen hilflosen Kranken zu schützen? Ich bin eindeutig bei Letzterem. Bedenke, Menschen mit Demenz können sich nicht mehr selbst beruhigen, da ihnen die Fähigkeit fehlt, die Realität von ihren Ängsten zu unterscheiden.

Du entscheidest, was wichtiger ist: die Wahrheit oder das Wohlergehen deines Angehörigen.

> **Sage einem Demenzkranken nur die Wahrheit, wenn er sie noch begreifen kann. Zum Wohle deines Angehörigen darfst du lügen.**

«Soll ich einen Demenzkranken auf seine Fehler hinweisen?»

NICOLE F.

«Ich habe noch keine Kinder», erzählte Barbara wie selbstverständlich ihrer eigenen Tochter. Diese blickte mich mit großen Augen an, ich sehe ihr an, dass sie schockiert ist und nicht weiß, wie sie darauf reagieren soll.

Vor dieser oder ähnlichen Situationen stehen viele Pflegende: Ihre Angehörigen verwechseln Gegenstände, Wörter, Menschen, behaupten Dinge, die nicht der Wahrheit entsprechen. Wie geht man am besten damit um? Soll ich solche Fehler korrigieren oder besser ignorieren?

Auch hier gilt: Es kommt darauf an. Kann der Kranke deine Korrektur verstehen, dann kläre ihn liebevoll auf.

In den meisten Fällen wird der Demenzpatient deinen Einwand jedoch nicht mehr verstehen können. Dann wäge unbedingt ab, wie wichtig es ist, deinen Angehörigen zu verbessern. Denn bedenke, er bewegt sich in einer Welt voller Unsicherheiten und erlebt gleichzeitig, wie seine Fähigkeiten und Fertigkeiten immer mehr nachlassen. All das nagt sehr an seinem Selbstvertrauen, was oft zu Aggression oder Depression führt und die Kooperation mit dem Dementen weiter erschwert.

Deine Mutter spricht dich mit falschem Namen an? Unwichtig. Dein Vater hat den Arzttermin vergessen? Egal. Deine Oma glaubt, heute Geburtstag zu haben? Dann feiert zusammen. Unterlasse unbedingt Sätze wie «Das habe ich dir doch bereits gesagt!».

Vielen Angehörigen ist es unangenehm, mit ihrem dementen Familienmitglied in der Öffentlichkeit unterwegs zu sein, weil sie befürchten, dass er anderen unwahre Geschichten oder unangemessene Dinge erzählt. Die Folge: Sie ziehen sich zurück, treffen keine Freunde mehr oder gehen nicht mehr ins Café. Dieser soziale Rückzug ist allerdings weder für sie noch für den Demenzbetroffenen gut. Menschen brauchen Menschen!

Bist du selbst in einer solchen Situation und willst mit deinem Angehörigen z. B. in den Tierpark oder ins Restaurant gehen, bereite dich vor: Schreibe auf kleine Kärtchen: «Mein Angehöriger leidet an Demenz. Ich bitte um Verständnis.» Dieses Kärtchen gibst du bei Bedarf unauffällig aus. Damit klärst du irritierende Situationen für die anderen auf, ohne den Demenzkranken bloßzustellen.

Ignoriere die Fehler des Demenzkranken.

«Was kann ich tun, wenn mich meine Mama ‹Mama› nennt?»

VICTORIA A.

Ich bin bei Wilhelmine, die an fortgeschrittener Demenz leidet. Während ich ihr beim Anziehen helfe, blickt sie mich an und sagt «Mama». Dabei bin ich – locker 50 Jahre jünger – selbstverständlich nicht ihre Mutter. Warum spricht sie mich dennoch so an? Was geht in Wilhelmines Kopf vor?

Unser Gehirn speichert Personen, die wir kennenlernen, insbesondere die, zu denen wir einen engen Kontakt haben, wie Familienmitglieder, Freunde, Arbeitskollegen. Der Demenzbetroffene vergisst, dass er gewisse Menschen kennengelernt hat. Dabei entfallen ihm zuerst Personen, die er noch nicht lange kennt, da sie nicht besonders fest in seinem Gehirn verankert sind. Dementsprechend gilt: Je länger die Person dem Menschen mit Demenz bekannt ist, desto länger wird er sich an sie erinnern.

Doch mit dem Fortschreiten der Demenz vergisst der Betroffene nach und nach auch die Menschen, die er schon länger kennt, z. B. die eigenen Kinder, den Partner und schließlich die Eltern. Und nicht nur das, neben den bekannten Menschen werden alle weiteren Ereignisse und Erfahrungen seines Lebens rückläufig – von neu nach alt – gelöscht. So kommt es, dass eine 92-Jährige glaubt, ein Kind zu sein. Sie hat alles, was nach ihrem sechsten Lebensjahr passiert ist, vergessen.

Nennt deine Mutter dich «Mama», kommst du ihr unterbewusst vielleicht bekannt vor – möglicherweise siehst du auch ihrer verstorbenen Mama ähnlich. Oder du gibst ihr gerade ein Gefühl von Zuwendung und Geborgenheit, das sie an ihre Mutter erinnert. Diese kleine Resterinnerung gibt ihr das Gefühl, dass du ihre Mutter bist.

Mütter sind für viele Menschen das Sinnbild für Fürsorge. Manchmal drückt «Mama» auch einfach den Wunsch danach aus. Kümmere dich um den Demenzbetroffenen, wie sich eine fürsorgliche Mutter um ihr Kind kümmert. Halte seine Hand, kämme seine Haare oder bringe ihm eine warme Milch.

«Mama» muss auch nicht unbedingt «Mama» bedeuten. Demente verwechseln Worte und Namen häufig. Statt um eine Gabel bittet er um ein Messer, statt «trinken» meint er «essen», statt «Mama» will er «Victoria» sagen.

Ignoriere, dass dich der Demenzbetroffene falsch anspricht. Würdest du ihn korrigieren, würde er es wahrscheinlich ohnehin nicht verstehen und zusätzlich deswegen traurig oder aggressiv werden. Nimm stattdessen den Namen an, den du bekommst. Spiele mit. Nennt dich dein demenzkranker Angehöriger «Mama», ist das eine großartige Chance, ihm nah zu sein.

> **Es gibt verschiedene Ursachen, weshalb dich der Demenzkranke Mama nennt. Unterlasse es, ihn zu korrigieren, und nimm stattdessen den Namen an, den dir dein Angehöriger gibt.**

Meine Mutter spricht fast gar nicht mehr. Wie kann ich die Kommunikation aufrechterhalten?»

KATJA U.

«Sie blickt mich einfach nur an», erzählt Katja von ihrer demenzkranken Mutter. «Ich weiß nicht, ob sie mich erkennt, ob sie mich versteht oder was in ihr vorgeht.» Seit Wochen redet die alte Dame kein Wort mehr. Katja macht sich Sorgen, dass es ihrer Mutter nicht gut gehen könnte und sie unfähig ist, das zu äußern. Hat sie Durst oder Schmerzen? Braucht sie Hilfe?

Quälen dich auch solche Fragen? Sprechen ist unser wichtigstes Kommunikationsmittel. Daher ist es für uns ungewohnt und schwierig, wenn unser Gegenüber schweigt. Sprachschwierigkeiten treten meist schon im ersten Stadium der Demenzerkrankung auf. Denn auch Sprechen wird vom Gehirn gesteuert und Sprache dort gespeichert. Zuerst haben die meisten Demenzerkrankten Probleme, die richtigen Worte zu finden. Der Betroffene nutzt z. B. Ersatzwörter («die Sache») oder umschreibt das gesuchte Wort («die langen, dünnen Dinger» für «Spaghetti»). Außerdem verliert er oft den Faden oder kann dem Gespräch nicht folgen. Mit Fortschreiten der Erkrankung verwechselt er Worte (z. B. «Pullover» statt «Schuhe»), was zu Missverständnissen führen kann. Sprechen wird für den Demenzbetroffenen immer mühsamer, sodass er es vermeidet und irgendwann sogar verstummt: Der Demenzpatient hat Sprechen verlernt.

Trotz Verlust der Sprachfähigkeit ist Kommunikation immer noch möglich. Vergegenwärtige dir: Auch mit einem Baby kannst du dich verständigen, obwohl es nicht sprechen kann.

Kommuniziere mit dem Demenzkranken statt über Wort über die Sinne: Hören, Fühlen, Schmecken, Sehen und Riechen.

Hier einige Beispiele, wie du mit deinem Angehörigen sinnlich kommunizieren kannst:

- Massiere seine Hände mit einer Handcreme oder Öl.
- Spiele Musik oder Klänge (z. B. Regen, Walgesänge).
- Träufle Parfüm auf seinen Hals oder das Kopfkissen.
- Nutze Raumdüfte.
- Lege ihm ein aufgewärmtes Kirschkernkissen in den Schoß.
- Lass ihn verschiedene Stoffe fühlen.
- Biete eine Nestel-Decke an, eine Patchwork-Decke aus verschiedenen Stoffarten und Schnüren o. Ä. Nestel-Decken kannst du selbst herstellen (Anleitungen dazu findest du im Internet) oder online bestellen (einfach «Nestel-Decke» in deine Suchmaschine eingeben).
- Lasse ihn verschiedene Gerüche riechen.

- Biete kleine Essenshappen mit verschiedenen Geschmäckern und Konsistenzen an.
- Hänge ein Bild an seinem Bett auf (bei Bettlägerigen an die Decke).
- Montiere ein Mobile über seinem Bett.
- Zeige ihm Tierdokumentationen oder Musiksendungen im TV.
- Spiele und/oder singe alte bekannte Lieder.
- Lies ein Märchen vor.
- Schaut gemeinsam Fotos an.
- Halte seine Hand.
- Lasse ihn ein zahmes Tier (am besten Hund, Katze oder Hase) streicheln.

Erwarte keine Gegenreaktion. Vertraue darauf, dass deine Botschaften trotzdem bei deinem Angehörigen ankommen – denn das tun sie! Achte bei allen Angeboten darauf, immer nur eine Sache auf einmal zu machen. Danach folgt eine Pause. Reizpausen sind für den Dementen sehr wichtig, da dessen Gehirn mehr Reize aufnimmt, als gut für ihn ist.

Tipp: Singe altbekannte Kinderlieder. Viele Demente, die nicht mehr sprechen, erinnern sich an den Liedtext und singen dann mit.

Neben dem Sprechen wird für den Demenzpatienten auch das Verstehen immer herausfordernder. Um es ihm leichter zu machen ...

- nutze Foto- oder Bilder-Karten, auf die er zeigen kann. Solche Karten erhältst du im Buchhandel oder in Shops für Seniorenbedarf;
- gewöhne dir Fragen ab, da sie ihn nötigen zu antworten. Nutze stattdessen Aussagen («Ich esse jetzt»), und überlasse es deinem Angehörigen, ob und wie er darauf reagieren möchte;

- sprich in kurzen, einfachen Sätzen. Ich habe beste Erfahrung mit Ein-Wort-Kommunikation gemacht, also z. B. «hinsetzen», «essen» oder «Toilette». Es mag dich am Anfang Überwindung kosten, so mit deinem Angehörigen zu reden, aber ich versichere dir, du erleichterst ihm das Verstehen dadurch ungemein.

> **Oft ist Kommunikation auf Sinnesebene tiefgreifender als Kommunikation mit Worten.**

«Wie kann ich reagieren, wenn der Kranke nicht die richtigen Worte findet?»

UTA G.

Sein Mund öffnet sich, und er sagt: «Wawawawa ...» Uta blickt ihren Vater ratlos an. Frederik seufzt und schüttelt resigniert den Kopf. Uta macht es unheimlich traurig, ihren Vater so hilflos zu sehen. Vor einem halben Jahr konnten sie noch einfache Gespräche führen, doch Frederiks Wortschatz wurde innerhalb kurzer Zeit immer kleiner. Sie fragt sich: Wie soll ich ihn unterstützen können, wenn ich ihn nicht mehr verstehe?

Unser Sprachzentrum im Gehirn wird im Kindesalter ausgebildet. Wir beginnen mit einzelnen Worten und lernen nach und nach, ganze Sätze zu bilden. Alle Worte, deren Bedeutung und Grammatik werden in den Nervenzellen des Sprachzentrums gespeichert. Durch die Demenz werden ebendiese Nervenzellen nach und nach zerstört. Die Sprach-Informationen sind so für den Kranken immer schwerer zugänglich, und er muss häufig nach Worten suchen. Diese Folge der Demenz nennt sich «Wortfindungsstörung». Bei Alzheimer ist die Wortfindungsstörung eines der ersten Anzeichen der Erkrankung (siehe dazu auch meine Antwort auf die Frage «Was sind erste Anzeichen von Demenz?» auf S. 34).

Bei Sprachschwierigkeiten hilfst du dem Demenzbetroffenen am meisten, wenn du geduldig bist. Setzt du ihn unter Zeitdruck, löst das Stress aus, und es macht Sprechen für ihn noch herausfordernder. Zeige ihm mit einer offenen, entspannten Körperhaltung, dass er sich Zeit nehmen darf für das, was er sagen möchte.

Motiviere den Betroffenen zu sprechen, indem du dich ihm zuwendest, ihn freundlich ansiehst und ermutigend zunickst. Als Hilfsmittel erhältst du im Buchhandel und in Shops für Seniorenbedarf Bilderkarten, auf denen z. B. Aktivitäten, Personen oder Gegenstände abgebildet sind. Auf sie kann der Kranke deuten, um sich auszudrücken. Sollte das alles nicht helfen, versuche zu erraten, was der Demenzpatient sagen möchte. Wiederhole in einfachen Worten, was du verstanden hast. Lobe ihn für sein Bemühen.

Alternativ kannst du eine andere Person bitten herauszufinden, was der Demente meint. Wichtig dabei ist, dass du dich dann entfernst, da der Demenzbetroffene von zwei Personen überfordert sein könnte.

Vermeide zu sagen: «Ich verstehe dich nicht.» Solltest du trotz großem Bemühen nicht dahinterkommen, was dir der Kranke mitteilen möchte, sage stattdessen: «Ich weiß es nicht», und biete ihm an, es später wieder zu versuchen. Ist der Kranke verzweifelt über seine Sprachstörung, zeige Verständnis, indem du bestätigend nickst, seine Hand drückst und streichelst.

Versuche mal, dich eine Stunde lang in einem Raum voller Menschen ohne Worte zu verständigen – dann kannst du dir ungefähr vorstellen, wie hilflos sich der Demenzkranke vorkommt und wie stressig die Situation für ihn ist. Fühle dich stets in die Not des Dementen ein, allein damit hilfst du ihm schon ungemein.

DEINE MASSNAHMEN BEI VERSTÄNDIGUNGSPROBLEMEN

- Nimm dir Zeit und sei geduldig.
- Nutze Bilderkarten.
- Errate, was dein Angehöriger meint.
- Bitte eine andere Person um Hilfe.
- Zeige Verständnis für seine Hilflosigkeit.
- Versuche es später noch einmal.

«Mein Vater wiederholt ständig dieselbe Frage. Was soll ich tun?»

BRITTA M.

Schon wieder steht Siegfried vor seiner Tochter: «Wann muss ich zur Arbeit?» Dabei hatte sie ihm genau dieselbe Frage mindesten fünf Mal in den letzten zehn Minuten beantwortet. Natürlich muss er nicht zur Arbeit, er ist seit 15 Jahren Rentner! Britta muss tief durchatmen, um nicht ungeduldig oder patzig zu werden, sondern ihm ein weiteres Mal so zu antworten, als hätte sie die Frage noch nie zuvor gehört.

Stellt ein Dementer wiederholt dieselbe Frage, kann das sehr nervenaufreibend für sein Umfeld sein. Wir kommen uns hilflos vor, denn die Antwort scheint dem Demenzpatienten ja nicht zu helfen. Wie fühlst du dich dabei? Bist du genervt und gestresst? Das ist natürlich.

Mache dir klar, dass sich dein Angehöriger nicht so verhält, um dich zu ärgern. Fragen, die der Demente ständig wiederholt, sind für ihn besonders wichtig. Auch wenn dir vielleicht unklar ist, warum. Gleichzeitig vergisst er – teilweise innerhalb weniger Momente – die bereits erhaltene Antwort.

Häufig ist Unsicherheit ein Grund dafür, dass dieselbe Frage wieder und wieder gestellt wird. Eine weitere Ursache kann das Bedürfnis nach Aufmerksamkeit sein.

Du kannst wie folgt auf wiederholtes Fragen derselben Frage reagieren:

- Bleibe geduldig und beantworte die Frage, als würdest du es zum ersten Mal tun.
- Formuliere die Antwort kurz und mit einfachen Worten; falls möglich, nutze sogar nur ein Wort.
- Kann der Demente noch lesen, schreibe die Antwort auf einen großen Zettel. Verwende dafür so wenig Worte wie möglich. Vielleicht kannst du die Antwort sogar zeichnen?
- Erfülle sein Bedürfnis nach Sicherheit und / oder Aufmerksamkeit: Decke ihn mit einer kuscheligen Decke zu, biete ihm ein Stofftier an, stimme ein Lied aus seiner Kindheit an.
- Bringe ihn an einen Ort, an dem er sich entspannen kann. Das kann das Sofa, der Essplatz oder die Sitzbank auf dem Balkon sein.
- Lenke ihn mit einer Aufgabe oder Aktivität von der drängenden Frage ab. Lasse ihn z. B. das Waschbecken putzen, Blumen pflücken oder ein Bild malen.

> **Notiere Aufgaben und Aktivitäten, mit denen sich dein Angehöriger gut ablenken und beruhigen lässt. Teile diese Liste mit allen Familienmitgliedern und aktualisiert sie fortlaufend.**

«Warum redet meine Mutter mit ihrem Spiegelbild?»

TINA M.

Die alte Dame ist erfreut, als sie ihr Spiegelbild sieht. Freundlich grüßt sie und fragt ihr Gegenüber nach deren Namen. Sie lacht und scherzt, als würde sie mit einer Freundin plauschen. Ihr scheint überhaupt nicht klar zu sein, dass sie mit sich selbst redet. Dieses Video einer demenzkranken Frau kursiert im Internet und hat Millionen schockiert und berührt. Demenzpatienten vergessen gelebte Lebenszeit. Die Erinnerung an mehrere Jahrzehnte ist mit dem Fortschreiten der Erkrankung irgendwann komplett gelöscht. Die Kranke empfindet sich jünger, als sie eigentlich ist, und erkennt deshalb ihr eigenes Spiegelbild nicht mehr. Vielleicht ist sie überzeugt, 16 Jahre alt zu sein – und wenn sie dann im Spiegel eine alte Frau erblickt, ist sie ihr verständlicherweise fremd.

Die Reaktion des Kranken auf das für ihn fremde Spiegelbild fällt nicht immer freundlich wie im oben genannten Beispiel aus: Manche Demenzpatienten ängstigen sich, andere verhalten sich gleichgültig, Dritte reagieren aggressiv auf den «Eindringling». Eine Kollegin erzählte mir z. B., dass eine der Bewohnerinnen des Pflegeheims beim Anblick ihres Spiegelbilds sagte: «Da ist sie wieder, die Alte. Jeden Morgen schaut sie mir beim Waschen zu.»

Begegnet dein Angehöriger seinem Spiegelbild gleichgültig, musst du nicht handeln. Wird er aggressiv, entferne alle Spiegel oder klebe sie ab, damit er sein Spiegelbild nicht mehr sehen kann. Achte auch auf spiegelnde Flächen von z. B. Glasvitrinen. Kannst du es doch mal nicht vermeiden, dass er sich im Spiegel sieht, und sollte ihn der «Störenfried» aggressiv machen, unterstütze ihn dabei, ihn loszuwerden, indem du ihn z. B. wegschickst oder ihn einlädst, woanders hinzugehen bzw. sich von ihm zu entfernen. Sei ein Verbündeter deines Angehörigen.

Ist der Demenzkranke seinem Spiegelbild gegenüber freundlich gestimmt, lasse die positive Begegnung zu, unterstütze deinen Angehörigen dabei und freue dich darüber.

Unterlasse es, den Bedürftigen zu korrigieren. Das wäre, als würde ich zu dir sagen: «Du bist kein Mensch, sondern eine Katze» – absolut unverständlich und irritierend. Dementsprechend würde der Demente aggressiv oder traurig reagieren. Erspare dir und deinem Angehörigen also diesen Konflikt, und nimm die Situation so an, wie sie ist.

Der Angehörige im oben erwähnten Video macht übrigens alles richtig: Er stellt die beiden netten Damen einander vor.

> **Der Demenzkranke vergisst Jahrzehnte, glaubt daher, viel jünger zu sein, und erkennt folglich sein Spiegelbild nicht mehr.**

«Was kann ich tun, wenn meine Oma heftig weint?»

MONA K.

Mona kniet mit verzweifelter Miene neben ihrer Oma. Diese schluchzt bitterlich. Immer wieder jammert sie etwas Unverständliches. «Was ist denn los?», fragt Mona und streichelt beruhigend ihre Hand. Doch sie erhält keine Antwort. Stattdessen weint ihre Großmutter weiter. Das alles fing plötzlich an, völlig ohne Grund. Mona kann den Anblick ihrer leidenden Oma kaum ertragen und fragt sich, wie sie ihr helfen kann.

Heftiges Weinen, verzweifelte Hilferufe und herzzerreißendes Jammern: Demente können sehr emotional werden, und oft ist der Grund dafür für Außenstehende überhaupt nicht ersichtlich. Wie sollst du deinen Angehörigen trösten, wenn du nicht einmal weißt, warum er heftig weint?

Spiegle zuerst das Gefühl, dass du bei dem Demenzkranken wahrnimmst: «Du bist traurig.» Lasse dem Demenzbetroffenen Zeit, deine Aussage aufzunehmen, zu verarbeiten und gegebenenfalls darauf zu reagieren. Allein, indem du das Gefühl des Demenzpatienten wahr- und ernst nimmst, hilfst du ihm schon.

Vermeide Fragen nach dem Grund der Traurigkeit. Wie du inzwischen vielleicht aus vielen meiner Antworten weißt, setzen Fragen Demente sehr unter Druck, was die Traurigkeit noch verstärken kann.

Die meisten Angehörigen tun sich sehr schwer damit, die Trauer des Dementen auszuhalten. Allzu verständlich, wenn einem ein Mensch am Herzen liegt. Sie wollen den Grund für seine Verzweiflung und Traurigkeit wissen und ihm helfen, ihn zu beseitigen. Erkennst du dich in dieser Beschreibung?

Häufig kann der Demenzbetroffene allerdings die Ursache überhaupt nicht benennen, sei es, weil er es selbst nicht weiß und die Traurigkeit «nur» fühlt oder weil er nicht mehr sprechen kann.

Auch wenn dir nicht klar ist, warum dein Angehöriger weint, kannst du ihm helfen. Zeige Verständnis für seine Traurigkeit, indem du dich in ruhiger Haltung zu ihm setzt und seine Hand hältst.

Täglich steigt die Unsicherheit, Ängste kommen hoch, Menschen, die ihm wichtig sind, fehlen plötzlich – etliche Demenzpatienten stehen unter hohem emotionalem Druck. Jammern und Weinen hilft ihnen, diesen Druck loszuwerden. Das hast du sicher selbst schon erlebt: Warst du traurig und hast darüber einen Abend lang Tränen vergossen, geht es dir danach meistens etwas besser. Verstehe Traurigkeit als Ventil, Stress loszuwerden, und gib deinem Angehörigen Raum dafür. Umso wohlwollender du mit seinem Verhalten umgehst, umso schneller wird er sich beruhigen.

Weinen ist bei Dementen oft auch ein Hinweis darauf, dass

derjenige innerlich etwas verarbeitet. Vor allem am Lebensende sind diese Verarbeitungsprozesse üblich und wichtig. Es kann dabei um ungeklärte Angelegenheiten, Verluste oder Dinge gehen, die dein Angehöriger rückblickend bereut.

Versiegen seine Tränen etwas, bitte den Demenzbetroffenen, eine kleine Aufgabe zu erledigen, z. B. Wäsche falten, den Tisch decken oder Schrauben sortieren. Menschen mit Demenz können sich meist nur auf eine Sache konzentrieren und lassen sich dadurch gut ablenken. Auch du darfst dann mit der erlebten Trauer abschließen und dich auf das Jetzt fokussieren.

> **Weinen ist Verarbeitung – lasse es zu und tröste deinen Angehörigen wohlwollend und liebevoll.**

«Mein Mann summt ständig vor sich hin. Was hat es damit auf sich?»

EDDA H.

Edda erzählte mir, dass es von heute auf morgen anfing, dieses ständige Gesumme ihres dementen Mannes. Tagaus, tagein summe er vor sich hin und ginge ihr damit furchtbar auf die Nerven. Auch wenn sie ihn bittet aufzuhören, tut er das, wenn überhaupt, nur für einen kurzen Moment. Sie möchte sich am liebsten die Ohren zuhalten!

Das Phänomen, das Edda bei ihrem Mann beobachtet, sieht man häufiger bei Demenzkranken. Warum genau sie vor sich hin summen, haben Wissenschaftler bis heute nicht herausgefunden, doch es gibt einige Vermutungen:

1. Den eigenen Körper wahrnehmen

Summen erzeugt im Oberkörper Vibration, wodurch wir unseren Körper besser spüren. Die Körperwahrnehmung nimmt bei Dementen kontinuierlich ab. Gleichzeitig verlangt jede Psyche aber nach Körperwahrnehmung, da sie uns u. a. hilft, Gefahren zu erkennen. Wir brauchen das Feedback des Körpers, um z. B. das Brennen in der Brust wahrzunehmen, das uns vor einem drohenden Herzinfarkt warnt. Außerdem hilft uns die Körperwahrnehmung, zwischen unserem Ich und unserer Umwelt zu differenzieren. Für Menschen mit Demenz verschwimmt diese Grenze zunehmend. Daher vermuten Mediziner, dass Demenzpatienten summen, um ihre schwindende Körperwahrnehmung auszugleichen.

2. Sich beruhigen

Eine weitere Annahme ist, dass sich der Demenzkranke durch das Summen selbst beruhigt. Ein Mensch mit Demenz ist täglich hohem psychischem Stress ausgesetzt, außerdem hat er den Bezug zur Umwelt, inklusive seiner Mitmenschen, verloren. Keiner versteht ihn, keiner kann ihm helfen – so die Sicht des Demenzbetroffenen. Außerdem fehlt ihm die Fähigkeit, seine Gefühle mit der Realität abzugleichen, z. B. wenn er Angst hat. Ein gesunder Erwachsener kann sich bei einem Gewitter selbst beruhigen, da er weiß, dass er einen sicheren Unterschlupf hat. Ein Dementer kann das nicht mehr. Es bleibt ihm nur noch, sich selbst zu beruhigen, wobei ihm das Summen womöglich hilft.

3. Sich stimulieren

Der Demente zieht sich mit Fortschreiten der Krankheit immer weiter in sich zurück, da die Außenwelt für ihn keinen Sinn mehr ergibt und ihn kontinuierlich überfordert. Alles ist zu schnell, zu laut, zu viel. Gleichzeitig benötigt die Psyche jedes Menschen Impulse von seiner Umwelt, sei es durch Interaktion mit unseren Mitmenschen oder durch dass, was wir sehen und erleben. Bleiben diese Impulse aus, ist der Betroffene unterfordert, was wiederum Stress auslöst.

Der Demente steckt also in einem Dilemma. Einerseits ist er von den Umweltreizen überfordert, andererseits tut ihm Unterforderung nicht gut. Daher vermuten Experten, dass sich Demenzkranke mit Summen selbst stimulieren.

Du siehst also, das Summen ist für deinen Angehörigen eines der wenigen verbleibenden Mittel, um sich selbst etwas Gutes zu tun. Lass ihn daher! Wenn du magst und Zeit hast, setze dich zu ihm, und schaukle ihn sanft zu seinem Summen. Alternativ stimme ein Lied an, das er aus seiner Kindheit kennt. Die Wahrscheinlichkeit, dass er mitsingt, ist groß.

Sollte dich das Summen zu sehr nerven, kannst du Ohrstöpsel nutzen, um die Lautstärke zu dämpfen. Achte außerdem auf ausreichend Pausen, die du ohne den Demenzbetroffenen verbringen kannst.

> **Mit Summen versucht der Demenzkranke, sich selbst etwas Gutes zu tun.**

«Meine Mutter redet nicht mehr. Woran erkenne ich, dass sie Schmerzen hat?»

GRETA D.

Das Verhalten der sonst liebenswürdigen Elena veränderte sich schlagartig. Sie war angespannt, verweigerte jegliche Zusammenarbeit und versuchte sogar, das Pflegepersonal zu schlagen. Nach ausführlichen medizinischen Untersuchungen stellte sich heraus, dass sie an einer äußerst schmerzhaften Bauchspeicheldrüsenentzündung litt. Elena konnte ihre Schmerzen aufgrund ihrer Sprachstörung durch die Demenz nicht mehr verbal äußern. Sie konnte sie nicht mal mehr selbst einordnen. Für sie war lediglich klar: Etwas stimmt nicht, und ich will, dass das aufhört. Mit ihrem veränderten Verhalten zeigte sie uns ihr Unwohlsein.

Wenn wir uns mitteilen wollen, verlassen wir Menschen uns auf Sprache. Verliert ein Demenzpatient seine Sprachfähigkeit, fühlen wir uns hilflos und haben Sorge, ihn nicht mehr zu erreichen oder nicht mehr richtig zu verstehen. Dabei unterschätzen wir die Kommunikation ohne Worte. Ein Säugling kann auch nicht sprechen, trotzdem erkennen Eltern, wenn es ihm nicht gut geht.

Um Schmerzen bei einem Demenzpatienten zu erkennen, ist es wichtig, dass du gut beobachtest. Häufig kannst du Schmerzen am Verhalten des Betroffenen ablesen. Ein Alarmsignal ist immer, wenn sich sein Auftreten plötzlich grundlegend ändert, wie z. B. bei Elena. Achte auf folgende Veränderungen:

- aufgerissene Augen
- heruntergezogene Mundwinkel
- zusammengepresste Lippen oder Zähne
- Weinen, Jammern oder Stöhnen
- lautes Rufen
- abwehrende Haltung
- Unruhe
- aggressives Verhalten – verbal wie körperlich
- Rückzug
- nächtliches Umherwandern
- morgens nicht aufstehen wollen
- vermehrtes Schlafen
- Nahrungsverweigerung
- Nesteln an der Kleidung
- Ausziehen der Bekleidung
- Schwitzen

- roter Kopf
- Herzrasen
- erhöhte Muskelspannung
- schneller Atem
- Fieber

Hast du den Verdacht, dass dein Angehöriger Schmerzen hat, informiere unbedingt einen Arzt.

Problematisch ist, dass bei Demenzbetroffenen zusätzlich zu den Verständigungsproblemen die Schmerzwahrnehmung nachlässt. Das heißt, sie spüren Schmerzen womöglich nicht mehr. Achte daher auch unbedingt auf körperliche Veränderungen unabhängig vom Verhalten deines Angehörigen. Überprüfe z. B. beim Duschen den Körper auf Rötungen, Schwellungen oder Verletzungen. Ziehe bei jeglichem Verdacht einen Arzt hinzu. Gerade Harnwegsinfekte werden bei Menschen mit Demenz oft übersehen. Bleibt der Infekt unentdeckt, können die Nieren Schaden nehmen. Achte daher darauf, dass dein Angehöriger ausreichend trinkt. Kläre mit dem Arzt, wie viel der Demente mindestens täglich trinken sollte, und kontrolliere die Menge!

> **Ändert sich das Verhalten deines Angehörigen plötzlich, ist das ein Alarmsignal.**

Schlaf und körperliche Unruhe

Vergangene Nacht habe ich seit Langem wieder erholsam geschlafen. Ich habe deutlich mehr Energie als sonst, bin zuversichtlicher und entspannter. Kennst du das? Qualitativ guter Schlaf hat viele positive Effekte auf unsere körperliche und psychische Gesundheit: Unser Gehirn verarbeitet Informationen und speichert diese, unsere Muskeln regenerieren, unsere Energiespeicher werden aufgefüllt, Stress wird abgebaut und so Depressionen und Burn-out vorgebeugt. Wer gut schläft, ist ausgeglichener, konzentrierter, hat mehr Energie. Du kannst dir vorstellen, was es für Körper und Psyche bedeutet, wenn jemand dauerhaft mit Schlafproblem zu kämpfen hat. Leider treten sie, einhergehend mit genereller körperlicher Unruhe, bei Menschen mit Demenz sehr häufig auf. Wie du damit am besten umgehst, darum soll es in diesem Kapitel gehen.

«Mein Mann möchte frühmorgens aus dem Haus. Wie kann ich ihn stoppen?»

ANNELIESE H.

Schon wieder poltert Heinz mitten in der Nacht herum. Als Anneliese das Licht anmacht und ihn fragt, was denn los sei, entgegnet er wie selbstverständlich: «Ich muss zur Arbeit.» Anneliese ist genervt. Mehrfach hat sie ihrem bereits Mann erklärt, dass er schon längst in Rente ist und nicht mehr arbeiten muss. «Schon wieder eine Nacht mit viel zu wenig Schlaf», denkt sie erschöpft. Kommt dir dieses Szenario bekannt vor?

Durch die Demenz hat Heinz seine letzten Lebensjahre vergessen und glaubt, jünger zu sein. Als junger Mann ist er selbstverständlich täglich frühmorgens aufgestanden, um zur Arbeit zu gehen. Heinz war Zimmermann.

Würdest du Heinz jetzt erklären, dass er bereits Rentner ist und gar nicht mehr arbeiten muss, würde er das vehement abstreiten und vielleicht sogar aggressiv werden. Wenn du schon etwas in diesem Buch gelesen hast, weißt du inzwischen: Menschen mit Demenz verteidigen ihre Realität meist aufs Schärfste, um sich selbst zu schützen. Daher unterlasse es, ihn zu korrigieren, und begib dich stattdessen auf seine Realitätsebene, indem du sagst: «Heute musst du nicht arbeiten, es ist Wochenende.»

Sollte der Demente noch lesen können, schreibe ihm «Wochenende» auf einen großen Zettel und gib ihm diesen. Du kannst diesen Zettel auch neben sein Bett hängen, damit er ihn immer sieht, wenn er aufwacht und den Drang verspürt, zur Arbeit zu gehen. Nutze außerdem meine Tipps in meiner Antwort auf die Frage «Meine Mutter fragt mich nachts ständig, ob sie jetzt aufstehen muss. Was kann ich tun?» auf S. 205, um nächtliches Aufwachen zu vermeiden.

Nachdem ich Anneliese aufgeklärt hatte, versicherte sie Heinz bei seinem nächsten nächtlichen Aufstehversuch, dass Wochenende sei und er frei habe. Heinz antwortete: «Ach, stimmt», und legte sich wieder schlafen.

Begib dich auf die Realitätsebene des Kranken und fördere guten Nachtschlaf.

«Meine Mutter fragt mich nachts ständig, ob sie jetzt aufstehen muss. Was kann ich tun?»

HEIKE D.

Als Heike mich kontaktiert, ist sie bereits völlig übermüdet. Seit Wochen kann sie nicht mehr durchschlafen, da ihre demente Mutter sie immer wieder nachts weckt. Folglich ist Heike unkonzentriert bei der Arbeit und gereizt gegenüber ihren Kindern, ihrem Ehemann und erst recht gegenüber ihrer Mutter.

Raubt dir die Demenzbetreuung den Schlaf, wirst du um eine deiner wichtigsten Kraftquellen gebracht und deine Gesundheit gefährdet. Die Formel ist ganz einfach: Nur wenn du ausreichend gut schlafen kannst, kannst du deinen Angehörigen gut betreuen.

Lass uns gemeinsam schauen, wie wir für genügend Nachtruhe für deinen demenzkranken Angehörigen und dich sorgen können:

1. Schlafritual

Schaffe ein Schlafritual. Mit «Ritual» meine ich eine gleichbleibende Abfolge an Tätigkeiten, die ihr jeden Abend vor dem Zubettgehen durchführt. Dazu gehören Tätigkeiten wie Abendbrot essen, Schlafanzug anziehen, Zähneputzen etc. Abschließend könnt ihr z.B. gemeinsam ein Gebet sprechen, entspannende Musik hören oder ein Schlaflied singen. Solche Abläufe beruhigen und sind vielen Senioren aus ihrer Kindheit vertraut. Rituale brauchen Zeit, um sich zu manifestieren und positiv auszuwirken. Erwarte eine Verbesserung nach frühestens drei Monaten.

2. Schenke Orientierung

Heikes demente Mutter hat ihre zeitliche Orientierung verloren. Das heißt, sie weiß nicht, welche Tageszeit es ist; sehr wahrscheinlich kann sie nicht einmal sagen, welcher Monat oder welches Jahr wir aktuell haben. Dies ist eine Folge der Demenz, die fast alle Kranke früher oder später ereilt.

Schenke dem Demenzkranken in der Nacht Orientierung, indem ihr jeden Abend gemeinsam ein Schild mit einem schlafenden Menschen neben sein Bett hängt oder auf den Nachttisch stellt. Das Bild zeigt ihm: Es ist Zeit zu schlafen. Am Morgen hängt ihr das Schild gemeinsam ab. Die positive Veränderung wird Zeit brauchen, denn Demenzbetroffenen fällt es besonders schwer, sich Neues zu merken. Da du mit dem Foto aber seine Gefühle ansprichst, kannst du auf einen positiven Effekt hoffen. Habe auch hier Geduld und rechne damit, dass er sich nach etwa drei Monaten zeigt.

3. Hilfreiche Schlafumgebung

Die Schlafumgebung kann maßgeblich zu einem guten Schlaf beitragen, sie hilft, besser ein- und durchzuschlafen. Mit den folgenden Maßnahmen kannst du sie positiv beeinflussen:

- Dunkle das Schlafzimmer ab. Lasse ein Nachtlicht brennen, um Ängste zu mindern und Orientierung zu geben.
- Achte auf eine angenehme Schlafzimmertemperatur. Für Gesunde liegt diese bei 16 bis 18 Grad. Manche Demente frieren oder schwitzen aufgrund der Gehirnschäden sehr, gleiche dies gegebenenfalls mit einer dickeren oder dünneren Bettdecke aus.
- Reduziere störende Geräusche so weit wie möglich.
- Lass zum Einschlafen eine Spieluhr oder beruhigende Musik bzw. Klänge laufen (Kinderschlaflieder, Regengeräusche, Walgesänge etc.). Probiere aus, worauf dein Angehöriger am besten anspricht.
- Experimentiere mit beruhigenden Gerüchen wie Lavendel, Jasmin, Salbei, Vanille oder Rose. Beachte: Bei Demenz kann sich der Geruchsinn verändern und vermeintlich beruhigende Düfte das Gegenteil bewirken. Beobachte daher, wie der

Demenbetroffene auf den jeweiligen Duft reagiert. Besprühe sein Kopfkissen mit dem Duft oder träufle es verdünnt auf seinen Hals. Achte auf etwaige allergische Reaktionen.

4. Die ideale Zeit

Um wie viel Uhr ist der Mensch mit Demenz grundsätzlich aufgestanden, als er noch gesund war? Orientiere dich an diesen Zeiten. Denn schickst du ihn zu früh ins Bett, wird er sehr wahrscheinlich nicht durchschlafen können. Sollte er selbst früh ins Bett wollen, lenke ihn ab. Körperliche Aktivitäten wie ein Abendspaziergang sind dafür besonders geeignet.

Koffein- und Teein-Konsum am Abend stört den Nachtschlaf. Vermeide daher am Abend Kaffee und Tee; verzichte auf grünen, weißen und schwarzen oder Matchatee. Kräutertees aus Fichtennadeln, Heublume, Kamille, Lavendel, Lindenblüten, Pfefferminze, Veilchenblättern, Melisse und Salbei fördern hingegen den Schlaf.

Auf Alkohol sollte der Demente komplett verzichten, da er die Gedächtnisleistung und den Schlaf weiter verschlechtert. Außerdem kann es zu unerwünschten Wechselwirkungen mit Medikamenten kommen.

Laut Studien ist es wahrscheinlich, dass das blaue Licht des TV-Geräts die Ausschüttung des Schlafhormons Melatonin hemmt und so das Einschlafen verzögert. Schalte also mindestens 30 Minuten, bevor ihr zu Bett geht, den Fernseher ab. Wie wäre es alternativ mit einem Hörspiel?

5. «Betthupferl»

Ein kleiner Snack ca. 30 Minuten vor dem Schlafengehen kann den Schlaf verbessern. Wichtig dabei ist, dass die Portionen klein sind und den Blutzuckerspiegel nur langsam ansteigen lassen. Ideal sind: ungezuckerter Quark, Hüttenkäse, hartgekochtes Ei oder Vollkornbrot.

Vorsicht bei einem Schlaftrunk wie warme Milch mit Honig, da diese den Blutzuckerspiegel sehr schnell ansteigen lassen und die Gefahr erhöhen, dass der Demente nachts aufwacht.

6. Tagsüber aktiv sein

Langeweile und Unterforderung lassen viele Demenzpatienten tagsüber in einen Dämmerschlaf fallen – das ist Gift für einen guten Nachtschlaf! Du kennst das sicher auch, wenn du an einem Tag viel Sport gemacht hast, fällst du abends müde und zufrieden ins Bett und schläfst wie ein Baby. Viele Angehörige machen den Fehler und nehmen dem Demenzbetroffenen alles ab, weil sie denken, er könne nichts mehr – oder weil es ihnen zu langsam geht. Und genau das ist falsch.

Sorge daher tagsüber für ausreichend Beschäftigung, indem du dem Dementen kleine Aufgaben im Haushalt überträgst (Fegen, Geschirr einräumen, Wäsche in die Waschmaschine räumen etc.). Lasse ihn die Aufgaben selbstständig erledigen, egal wie lange es dauert und wie unperfekt das Ergebnis ist. Lobe ihn ausgiebig für seine Bemühungen. Achte dabei auch auf ausreichend körperliche Bewegung. Viele Senioren lieben z. B. Gartenarbeit. Schränke gleichzeitig den Mittagsschlaf auf maximal 45 Minuten ein.

Findest du keine Zeit, deinen Angehörigen ausreichend zu beschäftigen, suche nach einer Tagespflege in der Nähe. Wichtige Adressen und Links dazu findest du im Serviceteil ab S. 243.

7. Wärme hilft

Mit kalten Füßen einschlafen? Geht für mich gar nicht! Fühle die Füße deines Angehörigen. Sind sie kalt, biete ihm warme Socken an.

Schlaffördernd ist auch ein aufgewärmtes Kirschkernkissen. Achte unbedingt darauf, dass es nicht zu heiß ist und die empfindliche Altershaut des Demenzbetroffenen nicht direkt berührt.

Das Temperaturempfinden kann sich bei Menschen mit Demenz verändern, sodass sie es mitunter nicht bemerken, wenn sie sich verbrennen. Lehnt dein Angehöriger die Socken bzw. das Kirschkernkissen ab, akzeptiere das.

8. Wie man sich bettet ...

Demenzpatienten verlieren ihr Körpergefühl. Seinen eigenen Körper zu spüren, ist für den Menschen allerdings überlebenswichtig, weil es ihm hilft, sich von seiner Umwelt zu unterscheiden. Du kannst deinen Angehörigen dabei unterstützen, indem du darauf achtest, dass seine Matratze nicht zu weich oder durchgelegen ist, denn das macht es dem Dementen noch schwerer, sich zu spüren. Außerdem kostet es ihn dann sehr viel Kraft, sich im Bett zu drehen, was ihn häufig wach machen kann. Prüfe daher die aktuelle Matratze deines Angehörigen und lasse dich im Zweifel im Fachhandel beraten. Unter bestimmten Voraussetzungen beteiligt sich die Kranken- oder Pflegekasse an den Kosten für die Matratze. Kläre dies im Vorfeld ab.

Gewichtsdecken können eine ausgesprochen beruhigende Wirkung auf Menschen mit Demenz haben, da sich der Betroffene dadurch besser spürt. Gewichtsdecken wiegen durch eingearbeitete kleine Kunststoffkügelchen, Glasperlen oder Hirseschalen mehr als eine handelsübliche Bettdecke. Durch das zusätzliche Gewicht fühlen sich viele Demente geborgen und schlafen dadurch ruhiger. Wichtig ist, dass das nötige Gewicht der Bettdecke von einem Fachmann berechnet wird, da es auf keinen Fall zu hoch ausfallen darf. Bewegt sich der Demenzpatient zu wenig bzw. ist komplett bettlägerig oder untergewichtig, kann das zusätzliche Gewicht allerdings Druckgeschwüre fördern. Frage daher immer vorab den behandelnden Arzt, ob eine Gewichtsdecke für deinen Angehörigen geeignet ist. Gewichtsdecken erhältst du in gut sortierten Bettwarengeschäften.

9. Einnässen als Wachmacher

Stell dir vor, du liegst mit nasskaltem Slip im Bett. Wie unangenehm! Natürlich wachst du deswegen auf. So ergeht es zahlreichen Demenzbetroffenen. Und einmal aufgewacht, fällt das erneute Einschlafen häufig sehr schwer.

Um nächtliches Einnässen zu vermeiden, sollte der Mensch mit Demenz spätestens eine Stunde vor dem Schlafengehen nichts mehr trinken. Verteile seine nötige Trinkmenge auf den Rest des Tages. Gesunde Erwachsene sollten zwei bis drei Liter täglich zu sich nehmen. Je nach Nebenerkrankung kann diese Menge bei deinem Angehörigen anders sein – frage beim behandelnden Arzt nach.

10. Achtung, Medikamente!

Schlafstörungen können auch Nebenwirkungen von Medikamenten sein. Treten die Schlafstörungen im Zusammenhang mit einem neuen Medikament auf, kontaktiere hierzu den Arzt, der das Medikament verschrieben hat. Manche Angehörige haben bei nächtlicher Unruhe gute Erfahrungen mit CBD-Tropfen (= Cannabidiol, das aus Hanf gewonnen wird) gemacht. Kläre mit dem Arzt ab, ob du sie verabreichen darfst.

11. Depression

Nicht selten erkranken Demenzpatienten zusätzlich an einer Depression. Eine Depression kann wiederum zu Schlafstörungen führen. Bitte den behandelnden Arzt gegebenenfalls um seine Einschätzung.

12. Nachtpflege

Nachtpflege bedeutet, dass der Demenzbetroffene an einzelnen oder mehreren Nächten von professionellen Kräften betreut wird. Dies kann entweder in einer externen Nachtpflege-Institution oder beim Dementen zu Hause erfolgen (hilfreiche Adressen und Links dazu findest du im Serviceteil ab S. 243). Der Vorteil für dich als Angehöriger: Du gibst in diesen Nächten die Verantwortung ab und kannst beruhigt schlafen.

> **Nur mit ausreichend Schlaf ist gute Demenzbetreuung möglich.**

«Warum schlafen Demenzkranke so viel?»

BRIT N.

Kaum hatte sich Brit umgedreht, döst die demenzkranke Soraya schon wieder. Ihr Mittagessen hat sie nicht angerührt. Mit der ansonsten rüstigen Dame ist kaum etwas anzufangen, weil sie bei jeder Gelegenheit schläft. Vor Kurzem hat sie sich sogar im Flur auf den Boden gelegt, um ein Nickerchen zu halten.

Täglich ist jeder von uns unzähligen Reizen ausgesetzt. Wir müssen mit anderen Menschen interagieren, hören den Straßenlärm, nehmen alles in unserem Blickfeld wahr. Ein gesundes Gehirn filtert diese Reize. Reize, die unwichtig sind, werden vom Gehirn aussortiert, und wir registrieren sie nicht bewusst. Reize, die das Gehirn für wichtig hält, z. B., dass Gefahr droht, dringen in unser Bewusstsein, und wir können entsprechend reagieren.

Bei Menschen mit Demenz ist die Reizfilterung mangelhaft. Das Gehirn nimmt mehr Reize auf als nötig und ist damit überfordert.

Schließe die Augen und nimm für zwei Minuten lang alles um dich herum intensiv wahr: Was hörst du? Was riechst du? Was schmeckst du? Was fühlst du? Sicher fällt dir viel mehr auf als vorher. Und nun vergegenwärtige dir: Ein Mensch mit Demenz nimmt nonstop so viel wahr wie du eben in nur zwei Minuten. Gleichzeitig kann sein Gehirn die vielen Reizen nicht mehr richtig verarbeiten und zuordnen. Das Gehirn ist schlichtweg überlastet und benötigt den Schlaf, um sich vor Reizen abzuschirmen und sich zu erholen.

Schläft der Kranke nachts problemlos durch, lasse zu, dass er tagsüber ruht. Ist er nachts aktiv, solltest du den Mittagsschlaf vermeiden und stattdessen die Reize, mit denen er konfrontiert wird, reduzieren. Hab keine Scheu davor, deinen Angehörigen einfach mal im Sessel sitzen zu lassen – ohne TV, ohne Musik, ohne Reden. Das wird ihm guttun.

Achte außerdem darauf, dass der Mensch mit Demenz maximal einem Reiz gleichzeitig ausgesetzt ist: Nur eine Person redet mit ihm, es läuft nur Musik ohne weitere Nebengeräusche, ihr esst gemeinsam ohne Tischgespräch.

> **Das Gehirn eines Demenzkranken nimmt zu viele Reize auf, schütze ihn davor.**

«Mein dementer Vater ruft mitten in der Nacht und ist total verwirrt. Was kann ich tun?»

INA T.

«Hallo!?!», ruft Rudolf verzweifelt ins Dunkle. Er wundert sich, was er in diesem dunklen Loch soll: Wo sind außerdem die anderen? Wurde er zurückgelassen? Immer wieder ruft er panisch mit lauter Stimme «Hallo!?!», bis endlich ein Licht angeht und er eine Person an der Tür stehen sieht. Ein Glück, Rudolf ist erleichtert.

Rudolf leidet wie viele Demenzkranke an Desorientierung. Kannst du dir vorstellen, wie verängstigt er sein muss? Da das Tageslicht fehlt, um die Umgebung zu identifizieren, ist nachts die Orientierungslosigkeit von Menschen mit Demenz häufig besonders schlimm. Meistens rufen Betroffene genau wie Rudolf «Hallo!», «Mama» oder «Hilfe!». Hinter all diesen Ausrufen steckt das Bedürfnis nach Zuwendung und Sicherheit. Weitere Gründe für nächtliches Rufen können Harndrang, unzureichender Schlafbedarf und Bewegungsdrang sein.

Mit folgenden Maßnahmen kannst du ihm helfen:

- Lass nachts ein Licht brennen, damit er seine Umgebung erkennen kann; nutze gegebenenfalls ein Nachtlicht.
- Lege ihm eine Puppe oder ein Stofftier ins Bett.
- Lasse beruhigende Kinderlieder oder Klänge (z. B. Regentropfen, Meeresrauschen) laufen.
- Biete dem Dementen – nach Einwilligung durch den behandelnden Arzt – eine Gewichtsbettdecke an (weitere Informationen dazu findest du bei der Frage «Meine Mutter fragt mich nachts ständig, ob sie jetzt aufstehen muss. Was kann ich tun?» auf S. 205).
- Versprühe beruhigende Düfte wie Lavendel, Salbei oder Vanille im Raum oder auf seinem Kopfkissen.
- Sorge für ausreichend Aktivität und körperliche Bewegung am Tag, damit er nachts besser durchschläft.

> **Menschen mit Demenz rufen nachts, weil sie orientierungslos sind.**

«Warum laufen Demenzkranke den ganzen Tag umher?»

CLAUDIA L.

Unaufhörlich läuft sie auf und ab. Claudia fragt sich, was im Kopf ihrer dementen Mutter vorgeht. Sucht sie etwas? Möchte sie irgendwohin? Beunruhigt sie etwas?

Menschen mit Demenz stehen ständig unter einem hohen psychischen Druck. Sie bewegen sich tagtäglich in einer Welt, die sie nicht verstehen. Sie sehen Gegenstände und fragen sich: Was ist das? Sie werden aufgefordert, etwas zu tun, und fragen sich: Was soll ich machen? Sie sehen sich im Spiegel und fragen sich: Wer ist das? Insbesondere der Verlust der eigenen Identität, nicht mehr spüren zu können «Das bin ich», ist für die menschliche Psyche kaum zu verkraften. Mediziner vermuten, dass das vermehrte Gehen Demenzbetroffenen hilft, diesen hohen seelischen Stress zu mindern.

Daher ermögliche es deinem Angehörigen, so viel zu gehen, wie er möchte. Entferne Stolperfallen und sorge für freie Laufwege. Biete bei Gangunsicherheit eine Gehhilfe an (z.B. einen Gehstock oder Rollator). Achte darauf, dass alle Laufwege gut ausgeleuchtet und freigeräumt sind.

Zwinge den Dementen nicht zu sitzen, wenn er das Bedürfnis hat umherzugehen. Viele Angehörige versuchen, den Demenzbetroffenen beim Essen sitzend am Tisch zu halten, obwohl dieser dringend laufen möchte. Die Folge: Der Demenzbetroffene verweigert das Essen und wird vielleicht sogar aggressiv.

Akzeptiere, dass Gehen für den Demenzkranken eines der wenigen Hilfsmittel ist, das ihm noch bleibt, um Stress zu mindern und sich zu beruhigen. Lass ihn also auch zum Essen laufen, wenn er das möchte. Gib ihm ein Brot oder einen Apfel in die Hand, oft essen Demenzbetroffene dann gerne.

Demenzpatienten, die viel laufen, haben einen größeren Kalorienbedarf als andere. Achte daher darauf, dass dein Angehöriger nicht untergewichtig wird, und steuere falls nötig dagegen, indem du ihm häufiger einen Snack anbietest.

Biete ihm außerdem regelmäßig etwas zu trinken an. Stoppe ihn z.B. kurz und stoße mit ihm an (s. dazu meine Antwort auf die Frage «Wie motiviere ich meine demente Mutti zum Trinken?» auf S. 157). Sollte er noch nicht an Schluckstörungen leiden, versuche es mit Getränken aus dem Tetra Pak mit einem Strohhalm. Die kann er mitnehmen.

Lass den Demenzkranken so viel umhergehen, wie er möchte. Gehen ist für den Demenzkranken ein Hilfsmittel, um Stress abzubauen und sich zu beruhigen.

Beziehung

Mutter und Vater, dein Partner, deine Freundin oder dein Kumpel und deine Kinder: Beziehungen sind für uns unheimlich wichtig und wertvoll. In positiven Beziehungen fühlen wir uns wertgeschätzt, geliebt und beschützt. Demenz bringt so viele drastische Folgen mit sich, wie die Veränderung der Persönlichkeit oder der Verlust von Erinnerung, dass du dir wahrscheinlich Sorgen um eure Verbindung machst. Ich bin mir sicher, dir mit den folgenden Ausführungen und Tipps zu diesem Thema weiterhelfen zu können.

«Mein Papa erkennt mich nicht mehr. Was kann ich tun?»

ELKE D.

Elke stehen Tränen in den Augen. Sie war schon immer ein Papa-Kind und dessen Demenzdiagnose hatte sie sehr getroffen. Nun trat ein, wovor sie die ganze Zeit große Angst hatte: Als sie heute ihren Vater im Pflegeheim besuchte, schaute er sie erstaunt an und fragte: «Kennen wir uns?» «Aber ich bin doch Elke, deine Tochter», entgegnete Elke ihrem Vater. Doch der schüttelte verärgert den Kopf: «Ich habe keine Kinder, so ein Blödsinn!»

Demenz löscht alle Erinnerungen, wie du inzwischen weißt, wenn du schon etwas mehr in diesem Buch gelesen hast. Dazu gehören Fertigkeiten (Lesen, Gehen, Handwerken etc.), Erfahrungen (die Erinnerungen an den ersten Urlaub am Meer, die Ausbildung etc.) – und auch Personen. Zuerst vergisst der Betroffene normalerweise nur neue Erinnerungen, später auch länger zurückliegende.

Es ist vollkommen verständlich, wenn es dich traurig macht, dass dich eine dir wichtige Person vergessen hat. Das liegt daran, weil du vielleicht glaubst, das Vergessen habe etwas mit dir zu tun, du seist der Person womöglich nicht wichtig genug – doch das ist falsch! Der Demente wird Personen unabhängig von seiner Zuneigung zu ihnen vergessen. Sage dir immer wieder: Es ist die Demenz.

Ihn auf seinen Fehler hinzuweisen, wie Elke es getan hat, ist ein natürlicher Reflex. Doch das zu tun, dem Dementen vielleicht sogar Vorwürfe zu machen («Wie kannst du mich nicht mehr erkennen? Denk noch mal nach!»), ist genau falsch. Ein Mensch mit Demenz bewegt sich stets in einem Chaos. Er fühlt sich überfordert und gleichzeitig schlecht, weil er das Chaos nicht entwirren kann. Würdest du darauf pochen, dass dich der Demente erkennt, würde er sich nur noch schlechter fühlen. Außerdem besteht die Gefahr, dass er aggressiv reagiert. Das willst du sicherlich vermeiden, oder?

Du kannst dem Demenzbetroffenen bei jedem Treffen helfen, indem du dich wie selbstverständlich mit deinem Namen und eurem Beziehungsstatus vorstellst, also z. B.: «Hallo, ich bin Elke, deine Tochter.» Sollte der Demenzpatient euren Beziehungsstatus abstreiten (z. B. «Ich habe keine Kinder» oder «Ich bin nicht verheiratet»), liegt das daran, dass durch die Demenz Erinnerungen der letzten Jahrzehnte verlorengegangen sind und er dementsprechend davon überzeugt ist, viel jünger zu sein. Natürlich hatte er mit 17 Jahren noch keine Kinder, schon gar nicht so ein altes wie dich. Teilweise empfinden sich Menschen mit Demenz sogar selbst als Kind, weil sie den Rest ihres Lebens vergessen haben.

Sollte dein Angehöriger euren Beziehungsstatus abstreiten, gehe darauf nicht weiter ein. Begib dich in die Lebensphase, in der sich der Kranke zu befinden glaubt. Sei die Person, die der Demenzbetroffene in dir sieht, so hilfst und schützt du ihn und bereitest gleichzeitig den Weg für eine neue Beziehung zwischen euch.

Du wohnst mit deinem demenzbetroffenen Partner oder Elternteil zusammen, und dieser verlangt, dass du die Wohnung verlässt, weil er dich nicht mehr erkennt? Stell dir vor, in deiner Wohnung steht plötzlich jemand völlig Fremdes vor dir. Wie würdest du reagieren? Erschrocken? Verängstigt? Wütend? Genauso ergeht es dem Dementen. Solche Situationen können akut entstehen und sind häufig von aggressivem Verhalten des Dementen begleitet. Falls nötig, halte ausreichend körperlichen Abstand vom Demenzbetroffenen, um dich selbst zu schützen. Stelle sicher, dass sich dein Angehöriger nicht selbst verletzen kann, indem du gefährliche Gegenstände wie Glasflaschen oder Besteck wegräumst. Dann entferne dich aus seinem Blickfeld; bleibe aber in der Wohnung. So wird dein Angehöriger glauben, dass er den Eindringling vertrieben hat. Läuft dir der Demenzkranke hinterher, um dich zu vertreiben, verlasse die Wohnung.

Auch hier darf der Satz «Es ist die Demenz» wieder dein Mantra sein. Es liegt weder an dir noch an deinem Angehörigen – es liegt an der Demenz, dass ihr in dieser Situation steckt.

Nach einigen Minuten sollte sich der Demenzbetroffene beruhigt haben, und du kannst zu ihm zurückkehren. Tu so, als wäre nichts gewesen. Begegne deinem Angehörigen wohlwollend, denn gehst du angespannt auf ihn zu, wird er das spüren und abwehrend oder aggressiv reagieren. Und noch mal: Weder du noch er ist schuld an dem Vorfall. Stelle dich namentlich vor und biete ihm deine Hand an, um diese zu schütteln. Viele Demenzpatienten kennen diese Geste noch und gehen daher gerne darauf ein. Dieser erste Körperkontakt ist ein guter Start für eine neue positive Begegnung. Sollte er dich weiterhin für einen Fremden halten, spiele dieses «Spiel» mit. Verhalte dich so, als würdet ihr euch gerade kennenlernen. Lade ihn ein, gemeinsam einen Kaffee zu trinken, Zeitung zu lesen oder im Garten zu sitzen. Freunde dich als «Fremder» regelrecht mit ihm an!

Sollte dich der Demenzkranke regelmäßig aus der gemeinsamen Bleibe vertreiben wollen, weil er dich nicht mehr erkennt, wende dich an den behandelnden Arzt. Dieser kann eventuell mit Psychopharmaka helfen. Gegebenenfalls solltest du einen Umzug des Demenzkranken ins Pflegeheim in Betracht ziehen. Wie du ein gutes Pflegeheim identifizierst, erläutere ich dir in meiner Antwort auf die Frage «Woran erkenne ich ein gutes Pflegeheim?» auf S. 80.

Generell ist es wichtig, dass du flexibel und offen bist, denn es kann sein, dass dich dein Angehöriger heute mit einem anderen Namen anspricht (siehe dazu auch meine Antwort auf die Frage «Was kann ich tun, wenn mich meine Mama ‹Mama› nennt?» auf S. 187) und zwei Tage später für einen Fremden hält. Daran kannst du nichts ändern. Daher stelle dich darauf ein und akzeptiere, dass Demenz diese Spuren hinterlässt. Egal, wen der Demenzkranke in dir sieht, fokussiere dich darauf, eine Beziehung zu ihm herzustellen. Sobald du die Situation akzeptierst, können sehr schöne Momente zwischen euch entstehen. Vertrau mir!

Demenz verändert eine Beziehung für immer. Deswegen ist es wichtig, dass du dich von der Beziehung, die ihr vor der Erkrankung hattet, verabschiedest. Ich weiß, das macht dich unfassbar traurig. Etwas Wertvolles loszulassen, fällt jedem Menschen schwer. Lass die Trauer zu, lass Tränen zu, lass Wut zu, lass Verzweiflung zu. Nimm dir dann Zeit loszulassen.

Vielen Angehörigen hilft es, sich untereinander auszutauschen. Dies kannst du in einer Selbsthilfegruppe vor Ort oder online tun (Adressen und Links dazu findest du im Serviceteil ab S. 243). Vielleicht wünschst du dir auch Unterstützung durch einen Therapeuten? Frage bei deiner Krankenkasse nach, wo du einen in deiner Nähe findest.

Außerdem gibt es einen Lichtblick: Verlust bedeutet auch immer Platz für Neues. Hast du eure alte Beziehung losgelassen, hast du die Chance, eine neue zu deinem Angehörigen aufzubauen.

> **Erkennt dich dein Angehöriger nicht mehr, dann liegt das an der Demenz. Du hast täglich die Chance, eine neue Beziehung zu deinem Angehörigen aufzubauen.**

«Meine Mutter möchte keine sozialen Kontakte mehr. Ich weiß, dass das schlecht für sie ist. Wie kann ich das ändern?»

ROSI R.

Über 30 Jahre lang hatte Sofia leidenschaftlich im Chor gesungen. Wunderbare Freundschaften entstanden dort, und sie traf sich mit ihren Vereinskameraden regelmäßig auch außerhalb der Proben. Eine Familienfeier ohne Sofia? Unvorstellbar! Doch seit ihrer Demenzerkrankung ist alles anders: Im Chor singt sie schon lange nicht mehr, Freunden schlägt sie die Tür vor der Nase zu, und selbst Weihnachten möchte sie allein zu Hause verbringen. Ihre Tochter macht sich große Sorgen, weil dieses Verhalten zu ihrer geselligen Mutter überhaupt nicht passt. Zumal Sofias Stimmung immer betrübter zu werden scheint.

Wir Menschen sind soziale Wesen, und Einsamkeit kann viele negative Auswirkungen auf unsere Gesundheit haben. Außerdem verschlechtert Einsamkeit Demenz, denn wenn wir andere Menschen treffen, hören wir zu, reden, reagieren. All das ist Training für unser Gehirn. Vermeidet der Kranke also, Mitmenschen zu treffen, wird sein Gehirn weniger beansprucht und baut dadurch noch schneller ab. Sind wir mit anderen Menschen zusammen, fühlen wir uns ebenso als Teil einer Gemeinschaft. Wir empfinden Zugehörigkeit und Sicherheit, was für Menschen mit Demenz besonders wichtig ist.

Viele Menschen mit Demenz erkranken zusätzlich an einer Depression. Soziale Isolation kann die Depression verschlimmern, was auch gleichzeitig eine Verschlechterung der geistigen Fähigkeiten mit sich bringt.

Du siehst also: Sozialer Rückzug ist aus vielerlei Hinsicht schlecht für deinen Angehörigen.

Du redest mit Engelszungen auf den Demenzbetroffenen ein, und trotzdem weigert er sich, rauszugehen oder Bekannte zu treffen? Vielen Angehörigen fällt es schwer – vor allem, wenn es sich um den dementen Vater oder Mutter handelt –, deren Wünsche zu missachten. Sie möchten nicht gegen den Willen des Demenzbetroffenen entscheiden. Bedenke aber: Menschen mit Demenz verlieren die Fähigkeit, ihre Entscheidungen abzuwägen. Sie verlernen, gute Entscheidungen zu treffen. Das heißt, sie können nicht mehr beurteilen, ob es für sie gut ist, Familie und Freunde zu meiden oder nicht. Demente handeln aus Angst heraus, statt aus wohlüberlegten Gründen oder gesunder Intuition.

Der Demenzkranke trifft Entscheidungen, die schlecht für ihn sind und seine Erkrankung verschlimmern. Er ist also darauf angewiesen, dass du ihn schützt und hier dein Veto einlegst. Ermögliche dem Dementen daher Begegnungen mit Menschen.

Um die sozialen Kontakte deines Angehörigen zu fördern,

lade regelmäßig Bekannte zum Demenzbetroffenen nach Hause ein. Zu Hause ist der beste Treffpunkt, da sich dein Angehöriger dort am sichersten fühlt. Wohnt der Betroffene im Pflegeheim, sind auch dort selbstverständlich Besuche möglich.

Kommt ein langjähriger Freund zu Besuch, bitte ihn, mit dem Dementen über «die guten alten Zeiten» zu sprechen. Meistens können sich Menschen mit Demenz an früher erinnern und dadurch etwas zum Gespräch beitragen oder ihm zumindest folgen. Das stärkt das Selbstbewusstsein des Kranken.

Von Familienfeiern mit vielen Menschen und dauerndem Stimmengewirr sind viele Demenzkranke schnell überfordert. Daher sollte jeder Besucher – vor allem, wenn du den Dementen erst wieder an soziale Kontakte gewöhnst – möglichst allein kommen. Kläre den Gast unbedingt vorab über die Erkrankung auf. Sprich offen über etwaige Persönlichkeitsveränderungen oder Einschränkungen. Bitte den Gast, in einfachen, kurzen Sätzen zu sprechen und viele Gesprächspausen einzubauen. Bleib vor allem bei den ersten Treffen in der Nähe, um gegebenenfalls Hilfestellung zu leisten.

Begrenze die Begegnung anfangs auf 30 Minuten, und schau, wie es deinem Angehörigen danach geht. Geht es ihm gut, kannst du die Treffen nach und nach verlängern. Zeigt er negative Verhaltensweisen wie Aggression oder Unruhe, kürze die Treffen vorerst und beobachte, ob seine Überforderung mit der Zeit nachlässt.

Gönne dem Demenzbetroffenen nach jedem Besuch eine Reizpause. Lass ihn z. B. allein in seinem Lieblingssessel sitzen – ohne, dass der TV oder Musik läuft.

Eine Tagespflege ist eine großartige Möglichkeit für Demenzbetroffene, um regelmäßig mit anderen in Kontakt zu kommen. Dort erhalten die Senioren außerdem alle Mahlzeiten, und auch um die Tabletteneinnahme, Toilettengänge o. Ä. kümmert sich das Personal vor Ort. Außerdem werden die Senioren regelmäßig aktiviert, z. B. mit Gymnastik, gärtnern, kochen, backen oder gemeinsamem Zeitunglesen. Im Serviceteil ab S. 243 findest du wichtige Kontakte und Links zu Tagespflegeeinrichtungen.

Rechne zu Beginn mit Widerstand deines Angehörigen. Jede Veränderung ist für einen Demenzkranken bedrohlich. Er fühlt sich kontinuierlich von Chaos umgeben und versucht, sich mit der Weigerung zu schützen. Lass dich davon nicht irritieren und halte an deinem Tagespflegeplan fest, denn du weißt, dass soziale Kontakte für den Demenzkranken elementar sind – und während dein Angehöriger in der Tagespflegeeinrichtung ist, hast auch du wieder mehr Zeit für dich.

Sehr wichtig in diesem Zusammenhang: Frage den Demenzbetroffenen nicht, ob er zur Tagespflege will (denn er wird sehr wahrscheinlich ohnehin Nein sagen), sondern sage stattdessen: «Morgen gehst du zur Tagespflege.» Sage dies freundlich und selbstsicher. Alternativ kannst du auch sagen: «Morgen gehst zu einem Seniorentreff.» Diese Bezeichnung wird meistens besser angenommen. So oder so: Lass dich nicht auf Diskussionen ein. Lehnt dein Angehöriger ab, ignoriere es und lenke seine Aufmerksamkeit auf ein anderes Thema.

Tagespflegeeinrichtungen bieten häufig Fahrdienste an, d. h., die Besucher werden abgeholt und wieder heimgebracht. Nutze diesen Service, denn die meisten Fahrer sind es gewohnt, mit Ablehnung umzugehen. Oft hilft es auch, wenn der Demente andere Fahrgäste seines Alters im Bus sieht. Verbale Weigerung ignorierst du generell, bei körperlicher Weigerung bleibt dir nur, den Besuch zu verschieben. Versuche es an einem anderen Tag noch mal. Gegebenenfalls kannst du deinen Angehörigen auch beim ersten Mal dorthin begleiten oder in der Tagespflege nachfragen, ob eine demenzerfahrene Fachkraft bei der Abholung unterstützen kann.

Gib dem Menschen mit Demenz Zeit, sich an die Tagespflege zu gewöhnen. Aufgrund seiner Erkrankung kann es sogar so sein, dass er sich dauerhaft weigert. Bleibe daher stets im Austausch mit den Fachkräften der Tagespflege. Häufig ist es so, dass der Demenzbetroffene vor Ort ein ganz anderes Bild vermittelt und mit großer Freude an der Tagespflege teilnimmt.

Alternativ zu einer Tagespflege können auch Seniorentreffs oder Betreuungsgruppen als soziale Kontaktstelle für deinen Angehörigen geeignet sein. Erkundige dich bei der betreffenden Gemeinde nach solchen Angeboten. Sei gegenüber dem Betreuungspersonal unbedingt transparent, was die nötige Unterstützung und möglichen negativen Verhaltensweisen des Demenzbetroffenen angeht. Nur so kann das Personal abschätzen, ob die Gruppe für deinen Angehörigen geeignet ist.

Erkundige dich bei der Pflegekasse nach finanzieller Unterstützung für Tagespflegeeinrichtungen o. ä. Angebote.

> **Einsamkeit verschlimmert Demenz. Triff für deinen Angehörigen die gute Entscheidung, regelmäßig soziale Kontakte zu pflegen.**

«Meine Mutter bevormundet meinen dementen Vater ständig. Wie kann ich helfen?»

JACQUELINE H.

Lotte und Helge sind seit über 60 Jahren verheiratet und leben immer noch gemeinsam in dem Haus, in dem sie ihre drei Kinder großgezogen haben. Sie waren ein stets liebevolles Paar, doch seit Helge an Demenz leidet, ist die Beziehung sehr angespannt. Lotte hat ständig etwas an ihm auszusetzen. Sätze wie «Jetzt streng dich doch mal an!», «Du weißt genau, wie das geht!» oder «Wie kann man sich so blöd anstellen?» fallen immer häufiger.

Dass der nicht demente Partner dem Dementen ungeduldig bis aggressiv begegnet, kommt häufig vor. Vor allem dann, wenn es sich um betagte Paare handelt und der nicht demente Partner selbst bereits diverse Gebrechen hat. Wenn es einem selbst nicht gut geht, ist es nur allzu verständlich, dass man nicht immer angemessen nachsichtig auf das Verhalten des Demenzkranken reagieren kann. Braucht der Demenzkranke mit der Zeit dann immer mehr Unterstützung, z. B. bei der Körperpflege, bringt das den Nicht-Dementen schnell ans Ende seiner Kräfte.

Viele nicht demente Eheleute wie Lotte fühlen sich verpflichtet, ihrem Partner zu helfen, und lehnen gleichzeitig jede Unterstützung durch Dritte ab. Manchmal blocken sie Hilfe auch, weil sie sich für die Demenz des anderen schämen. So versuchen sie, durch ihren Mehreinsatz die Defizite des Partners aufzufangen. Das alles kostet Kraft. Und sind die Kraftreserven aufgebraucht, folgt natürlicherweise Ungeduld.

Erschwerend kommt hinzu, dass viele nicht demente Partner die Demenzerkrankung und ihre Folgen nicht vollends begreifen können. Ob mit oder ohne Demenz, das Gehirn eines jeden wird im Alter langsamer, und das Erfassen von Neuem fällt schwerer. Lotte war bei allen Arztgesprächen dabei, aber sie scheint nicht nachvollziehen zu können, warum ihr Helge plötzlich nicht mehr weiß, wie man den Rasen mäht oder den Fernseher bedient.

Zu guter Letzt fällt es vielen Partnern ohne Demenz schwer, die Erkrankung des meist langjährigen Ehepartners zu akzeptieren. Sie wollen es nicht wahrhaben, dass ihr geliebter Partner sich so verändert, und halten mit aller Macht an ihrem Bild von ihm fest. Das ist absolut nachvollziehbar, schließlich schwinden mit der Demenz nicht nur körperliche Fähigkeiten, sondern meist verändert sich auch die Persönlichkeit. Der ehemals lebhafte, gesellige Helge zieht sich immer mehr zurück und redet kaum noch. Im Alltag kommt er nur noch schwer allein zurecht, seit Kurzem muss ihm Lotte beim Duschen helfen – wie einem kleinen Kind. Sie spürt, wie sie ihren geliebten Mann verliert, obwohl er körperlich noch da ist. Er sieht aus wie immer, doch es ist nicht «ihr» Helge, der da vor ihr steht. All das macht Lotte Angst – und aus dieser Angst und Hilflosigkeit entstehen Bevormundung, Ungeduld und Aggression gegenüber dem Dementen.

Wenn du dieses Verhalten bei deinem nicht erkrankten Eltern- oder Großelternteil bemerkst, hab Geduld mit ihm. Gib ihm Zeit, die Diagnose zu akzeptieren. Versichere ihm, dass Demenz kein Grund ist, sich zu schämen, sondern jeden treffen kann. Erkläre immer wieder, was für Auswirkungen Demenz hat und wie man mit Demenzbetroffenen umgehen sollte. Hole dir dabei professionelle Unterstützung durch einen Demenzberater oder Arzt. Häufig hilft es, wenn eine außenstehende Person aufklärt. Insbesondere männliche Ärzte strahlen für die ältere Generation noch eine große Autorität aus – mach dir das zunutze. Schenke dem Nicht-Dementen einfach geschriebene Literatur zum Thema. Manche Krankenkassen bieten außerdem Kurse für Angehörige von Demenzkranken an. Frage am besten direkt bei der Krankenkasse des Partners nach!

Etabliere nach und nach mehr externe Unterstützung für den Haushalt der Eltern oder Großeltern. Eine große Entlastung, die meist akzeptiert wird, ist Hilfe bei der Körperpflege z. B. durch einen ambulanten Pflegedienst. Wurde erst mal eine Hilfeleistung akzeptiert, stehen die Chancen gut, dass weitere es werden. Erkläre dem nicht erkrankten Ehepartner, dass durch die Entlastung mehr Zeit für schöne gemeinsame Aktivitäten und sich selbst bleibt.

> **Etabliere nach und nach externe Hilfe. Erkläre, dass dadurch mehr Zeit für schöne Aktivitäten bleibt.**

«Mein Mann lässt immer weniger körperliche Nähe zu. Was kann ich tun?»

MARGIT I.

Margit ergreift die Hand von Richard. Mit ausdrucksloser Miene zieht Richard seine Hand weg. Ich sehe Margit an, wie sehr sie das verletzt. Margit und Richard kennen sich bereits seit über 55 Jahren und haben drei gemeinsame Kinder. Später erzählt sie mir: Seit Richard an Alzheimer leidet, meidet er immer öfter körperliche Nähe. Berührungen verbinden und machen glücklich. Sie sind ein wichtiger Bestandteil von Beziehungen und ein zutiefst menschliches Bedürfnis. Lehnt ein Partner Nähe ab, kann das zu großen Beziehungsproblemen führen. Vermisst du es auch, deinem geliebten Menschen nah zu sein?

Das Verlangen nach Sexualität und Nähe kann während der Demenz abnehmen, gleichbleiben oder zunehmen. Wie dies bei deinem Angehörigen sein wird, kann niemand voraussagen.

Vermeidet der Demenzkranke Intimität, musst du das akzeptieren, so schmerzhaft das für dich sei mag. Mit Intimität müssen immer beide einverstanden sein. Biete körperliche Berührung an und beobachte, wie dein Partner reagiert. Achte auf eine entspannte und reizarme Atmosphäre. Lehnt er ab, nimm es nicht persönlich, erinnere dich stattdessen an dein Mantra: Es ist die Demenz. Seine Reaktion kann täglich anders ausfallen: Morgen reagiert er vielleicht positiv darauf.

Hat der Demenzkranke mehr Lust auf körperliche Nähe als vorher, ist es wichtig, dass der nicht demente Partner damit einverstanden ist. Sollte das nicht der Fall sein, darf dieser deutlich «Nein» sagen, ohne sich zu rechtfertigen. Es hilft dann, den Demenzbetroffenen abzulenken, indem er gebeten wird, etwas anderes zu tun. Das können so einfache Dinge sein wie etwas trinken, Spazierengehen oder Besteck sortieren.

Möchtest du zukünftige Annäherungen unterbinden, verzichte auf Kleidung, die der Demenzkranke als aufreizend empfinden könnte.

Wenn der Kranke glaubt, deutlich jünger zu sein, als er ist, kann es passieren, dass er seinen Partner verwechselt. Manchmal wird das eigene Kind aufgrund der Ähnlichkeit für den Partner gehalten, und es kommt zu Annährungsversuchen. Hier ist es wichtig, ganz klar Grenzen zu ziehen und den Demenzbetroffenen mit einer Tätigkeit umzulenken. Mach dir bewusst, dass es sich hier um ein Missverständnis aufgrund der Erkrankung handelt.

> **Das Verlangen nach körperlicher Nähe kann sich beim Demenzkranken verändern. So oder so: Beide Seiten müssen damit einverstanden sein.**

«Wie oder was muss ich beachten, wenn ich mit meiner Mutter in den Urlaub möchte? Ist es überhaupt gut?»

KATHI O.

«Am Meer war Mutti immer so glücklich», erzählt mir Kathi. Ihre Idee: Gemeinsam mit ihrer dementen Mutter noch einmal einen schönen Urlaub am Meer zu verbringen. Gleichzeitig stellt sie sich Tausende Fragen: Kann sie das überhaupt allein schaffen? Muss sie etwas besonders beachten? Was ist, wenn ihre Mutter sich überfordert fühlt in der neuen Umgebung und das die Demenz verschlimmert?

Kathis Bedenken sind durchaus berechtigt: Neues kann Demente schnell überfordern und dann zu Aggression, Angst oder emotionalem Rückzug führen. Routinen geben ihnen indes Sicherheit. Andererseits fördern neue Reize, wie bei einem Urlaub, die Gehirntätigkeit und verzögern dementsprechend die Folgen von Demenz.

Auch emotional und psychisch kann ein Urlaub sehr guttun: dem Dementen, weil er noch mal einen geliebten Ort besuchen kann, und dem Angehörigen, weil er aus dem Alltagstrott rauskommt und schöne Erinnerungen mit dem Demenzkranken schafft.

Keiner kann verlässlich voraussagen, wie dein Angehöriger auf die Auszeit reagieren wird. Achtest du auf folgende Rahmenbedingungen, ist ein erfolgreicher Urlaub wahrscheinlich:

- Dein Angehöriger hat eine Kuscheldecke, Puppe oder Stofftier, welches ihm sehr wichtig ist? Packe es unbedingt mit ein.
- Behalte auch im Urlaub möglichst viele Rituale (Tischgebet, Morgentoilette, abendliche Routine etc.) bei.
- Weniger ist mehr: Erlebtes zu verarbeiten, ist für einen Demenzkranken deutlich herausfordernder als für Gesunde. Plane daher wenig Programm ein.
- Sei stets flexibel, du weißt nie, wie sich dein Angehöriger an diesem Tag fühlt oder reagiert. Passe das Programm seinen Bedürfnissen an.
- Wird der Demenzpatient unruhig oder gereizt, bringe ihn an einen reizarmen Ort wie z. B. eure Ferienwohnung. Eine Ferienwohnung halte ich grundsätzlich für geeigneter als ein Hotel oder eine Pension, da es dort mehr Raum für Rückzug gibt.
- Wähle eine reizarme, beruhigende Urlaubsgegend aus, z. B. Urlaub in der Natur. Meide Menschenmengen und großen Lärm.
- Ermögliche deinem Angehörigen den Kontakt zu zahmen Tieren und Aufenthalten in der Natur. Beides wirkt entspannend.

- Das Gehirn eines Menschen mit Demenz nimmt mehr Sinneseindrücke auf, als ihm guttut. Baue daher unbedingt regelmäßig Reizpausen ein, in denen der Demenzbetroffene möglichst wenig Lärm, Personen o. Ä. ausgesetzt ist. Lasse ihn z. B. allein – ohne Nebengeräusche – auf dem Sofa sitzen. Schläft der Demenzkranke nachts gut durch, ist auch ein Mittagsschlaf von 20 bis maximal 30 Minuten sinnvoll. In diesen Ruhephasen kann sich das demenzgeschädigte Gehirn von den vielen Sinneseindrücken erholen.
- Sei selbstsicher und positiv in deinem Vorhaben. Je sicherer du dich gibst, desto wahrscheinlicher ist, dass euer Urlaub entspannt wird. Denn Menschen orientieren sich immer an dem Gefühl, das ihr Gegenüber ausstrahlt.

Mittlerweile gibt es Anbieter, die sich auf Urlaub für Menschen mit Demenz spezialisiert haben. Häufig gibt es dort feste Betreuungszeiten, in denen die nicht demente Begleitperson allein etwas unternehmen kann. Dies hat den Vorteil, dass professionelle Betreuungskräfte vor Ort sind und du zeitweise die Verantwortung für den Menschen mit Demenz abgeben kannst (siehe Adressen und Links im Serviceteil ab S. 243).

Bist du dir unsicher, kannst du alternativ zu einem Urlaub einen Tagesausflug mit deinem Angehörigen unternehmen.

> **Ein gemeinsamer Urlaub kann deinem Angehörigen und dir guttun. Achte darauf, den Demenzkranken weder zu überreizen noch zu überfordern.**

«Was kann ich einem Menschen mit Demenz schenken?»

SONJA K.

Sonjas Mutter ist seit über drei Jahren im Pflegeheim untergebracht. Leider kann Sonja sie nur selten besuchen, da sie über 800 Kilometer weit weg wohnt. Umso wichtiger ist es ihr, ihrer Mutter hin und wieder eine kleine Freude zu bereiten.

Geht es dir ähnlich? Wohnst du auch weiter weg vom Demenzbetroffenen, und dein schlechtes Gewissen plagt dich, weil du ihn selten besuchen kannst?

Mit folgenden Möglichkeiten kannst du den Alltag des Dementen bereichern:

- Erstelle eine Erinnerungskiste mit Gegenständen von früher. Das können Fotos, ein Talisman, alte Eintrittskarten o. Ä. sein. Nimm dir Zeit, die Sachen mit dem Betroffenen durchzugehen, und schau, welche Erinnerungen die Dinge bei dem Kranken wecken. Unterlasse es, dem Dementen dabei Fragen zu stellen, um ihn nicht unter Druck zu setzten. Nutze stattdessen Aussagen wie: «Das kenne ich» oder «Das ist schön». Der Demenzbetroffene wird darauf reagieren, wenn er will und kann, lass ihm dafür Zeit. Gib ihm die Gegenstände in die Hand, damit der diese erfühlen kann.
- Alternativ kannst du ein Fotoalbum erstellen. Beschrifte die Personen, die zu sehen sind, mit Namen und Beziehung zum Dementen (z. B. «deine Tochter», «dein Bruder»).
- Großpuzzles haben den Vorteil, dass sie das Gedächtnis ohne Wettbewerbscharakter trainieren und vom Dementen auch allein gespielt werden können. Diese kannst du bei einem Fachhandel für Seniorenbedarf oder einer gut sortierten Buchhandlung kaufen.
- Ein Notrufarmband – auch als Halskette erhältlich – ist mit einem Notrufdienst verbunden. Benötigt der Demente Hilfe,

kann er den Notrufknopf betätigen und wird mit der Notrufzentrale verbunden. Der dortige Mitarbeiter spricht über einen Lautsprecher mit dem Demenzkranken und klärt, ob Hilfe verständigt werden muss. Bei Bedarf ruft dieser einen Krankenwagen. Da Menschen mit Demenz häufig damit überfordert sind, selbstständig den Notrufknopf zu betätigen, empfehle ich ein Armband mit integrierter Sturzerkennung. Erkennt das Armband einen Sturz, wird automatisch der Notruf aktiviert. Antwortet der Senior nicht adäquat auf den Ruf der Einsatzstelle, wird direkt ein Rettungswagen zur registrierten Adresse geschickt. Diese Armbänder sind insbesondere für Demente, die noch allein wohnen, sehr sinnvoll. Einfach online nach «Notrufknopf Sturzerkennung» suchen, und schon werden dir diverse Anbieter aufgelistet.

- Viele Angehörige berichten, dass sie weit von ihren Liebsten leben und nicht wissen, wie sie den Kontakt zwischen den Besuchen aufrechterhalten können. Ein Telefon mit übergroßen Tasten hilft Demenzbetroffenen, mit dem Apparat besser zurechtzukommen. Nutze außerdem die Kurzwahltasten und klebe daneben Fotos von den eingespeicherten Kontakten. Seniorengerechte Telefone erhältst du im Fachhandel für Seniorenbedarf. Tipp: Melde dich zu festen Telefonzeiten und trage diese in den Kalender des Demenzbetroffenen ein.
- Kranke haben häufig einen hohen Bewegungsdrang und gleichzeitig das Bedürfnis, irgendwo hinzulaufen. Oft finden sie dann allerdings nicht mehr den Weg nach Hause. Ein GPS-Sender kann helfen, den Demenzbetroffenen zu orten. Es gibt sie in verschiedenen Varianten: als Armband, Schlüsselanhänger oder sogar in die Schuhsohle integriert. Achte auf einen leistungsfähigen Akku und dass er regelmäßig aufgeladen wird. Geräte diverser Hersteller kannst du im Fachhandel für Seniorenbedarf erwerben.

- Die meisten Angehörigen sind irritiert, wenn ich empfehle, dem Demenzbetroffenen eine Puppe oder ein Stofftier zu schenken. Sie befürchten, den Demenzpatienten damit zu entwürdigen oder zu verkindlichen. Verabschiede dich von diesem unnützen Gedanken! Sollte er dein Geschenk blöd finden, wird er das zeigen, und dann nimmst du es eben wieder mit. Grundsätzlich schenkst du dem Kranken mit einer Puppe oder einem Stofftier Geborgenheit; zusätzlich erfüllst du sein Bedürfnis, sich um etwas kümmern zu wollen. Die erfreuliche Folge davon: Der Demenzkranke ist glücklicher und hat eine deutlich höhere Lebensqualität. Achte bei der Puppe darauf, dass sie beschwert ist. Beschwerte Puppen sind den Originalgewichten nachempfunden und werden besser angenommen als andere. Gleichzeitig hat das Gewicht einen beruhigenden Effekt. Möchtest du deinem Angehörigen eine beschwerte Puppe schenken, gib in deine Internet-Suchmaschine «beschwerte Puppe Demenz» ein.
- Auch Gewichtsdecken beruhigen. Dabei handelt es sich um eine Bettdecke, in die Gewichte – meist kleine Metallkugeln – eingelassen sind. Insbesondere bei unruhigen Nächten kann das Gewicht der Decke helfen, dem Demenzkranken das Gefühl von Geborgenheit zu schenken (siehe dazu auch meine Antwort auf die Frage «Meine Mutter fragt mich nachts ständig, ob sie jetzt aufstehen muss. Was kann ich tun?» auf S. 205). Du erhältst Gewichtsdecken in gut sortierten Fachgeschäften für Bettwaren.
- Eine Nestel-Decke ist eine prima Beschäftigungsmöglichkeit, vor allem für sehr eingeschränkte und unruhige Kranke. Die Decke, die einer Patchwork-Decke ähnelt, besteht aus verschiedenen Stoffarten und ist zusätzlich mit Bändern, Ringen, Knisterfolie o. Ä. versehen. Durch die unterschiedlichen Stoffe und Gegenstände werden die Sinne des Demenzbetroffenen angesprochen. Neben Nestel-Decken gibt

es auch Nestel-Kissen, -Schürzen, -Bücher und -Muffs. Bist du geschickt im Nähen, kannst du sie auch selbst gestalten; alternativ suche dir einen Anbieter für das gewünschte Produkt im Internet über deine Suchmaschine.

- Nimm verschiedene kleine Stoffsäckchen und fülle darin Gewürze, Tee, Kaffee oder andere wohlriechende Gegenstände ein. Lass deinen Angehörigen den Inhalt der Säckchen erspüren und daran riechen. So stimulierst du seine Sinne. Die Stoffsäckchen kannst du selbst nähen oder Säckchen nutzen, die für selbst zu befüllende Adventskalender angeboten werden.
- Lege in einen Schuhkarton verschiedene Knöpfe oder Schrauben. Lasse den Menschen mit Demenz die Gegenstände nach Farbe oder Größe sortieren. Dieses Geschenk kommt häufig bei Männern sehr gut an. Achtung! Demenzkranken, die dazu neigen, alles in den Mund zu nehmen oder zu essen, solltest du nichts Kleinteiliges schenken.
- Vor allem einem Menschen, der überwiegend im Bett liegt, kannst du mit einem Mobile eine Freude machen. Hänge es über sein Bett. Achte darauf, dass das Mobile – sollte der Demente überreizt sein – unkompliziert abgehängt werden kann.

Indem du dieses Buch liest und meine Tipps umsetzt, machst du deinem Angehörigen außerdem ein Geschenk, das sich rundum positiv auf sein und auch dein Leben auswirken wird.

> **Das wertvollste Geschenk für den Demenzkranken: Lerne, mit der Erkrankung umzugehen.**

«Mein Mann sieht mich, geht aber weiter oder in die andere Richtung. Warum?»

ROSWITHA M.

Vor gut einem Jahr brachte Roswitha ihren Ehemann Matthias schweren Herzens in ein Pflegeheim. Daheim ging es einfach nicht mehr. Glücklicherweise lebte sich Matthias in seinem neuen Zuhause schnell ein. Jeden Tag besucht Roswitha ihren Matthias, doch seine Alzheimer-Erkrankung hat ihn schweigsam und in sich gekehrt gemacht. Vor Kurzem berichtete mir Roswitha, dass ihr Mann bei ihren Besuchen «wie durch sie hindurchsehen» würde, selbst wenn sie ihn direkt ansprechen würde. Sie mache sich Sorgen, ob er sie denn überhaupt noch wahrnehmen würde.

Hast du eine ähnliche Situation mit deinen Angehörigen erlebt?

Unser Gehirn ist u. a. für unsere Wahrnehmung zuständig. Wir sehen Gegenstände oder Personen und können diese blitzschnell einordnen: Das ist ein Stuhl, darauf kann ich mich setzen. Dieser Mensch mir gegenüber ist mein jüngster Sohn, ihn kann ich duzen und zur Begrüßung umarmen. All dies haben wir irgendwann gelernt und in den Nervenzellen unseres Gehirns abgespeichert. Wir erkennen Dinge bzw. Personen und wissen intuitiv, wie wir mit ihnen umgehen müssen.

Dieses Wissen geht bei Demenz verloren, weil die Nervenzellen im Gehirn zerstört werden. Sind die Augen des Demenzbetroffenen gesund, kann er die vor ihm stehende Person zwar sehen, doch das Gehirn kann das, was seine Augen sehen, nicht mehr einordnen. Die Information zu dem, was er sieht, ist nicht mehr vorhanden. Der Demenzbetroffene steht also z. B. vor einem Stuhl und weiß weder, was er da vor sich hat, noch, wie er damit umgehen soll. Genauso geht es ihm mit Personen.

Dazu kommt, dass Menschen mit Demenz mit der Zeit immer

weiter in eine Art innere Welt versinken. Ihre Außenwelt nehmen sie irgendwann kaum noch wahr. Sie ist für sie ein undurchdringliches Wirrwarr, das sie sich nicht erklären können und das sie ständig überlastet. Stell dir vor, du stehst inmitten eines gut besuchten, riesigen Volksfestes. Die Menschen um dich herum tragen alle Masken und reden Kauderwelsch, das völlig unverständlich für dich ist. Die Leute gehen außerdem alle rückwärts und klopfen sich dabei rhythmisch auf ihre Brust. Von allen Seiten dröhnt Musik auf dich ein, von links Heavy Metal, von rechts Hip-Hop, von vorne Volksmusik, von hinten Schlager. Dazu blenden dich Lichtstrahler wechselnd in Grün, Blau und Rot. Dir ist ein Rätsel, was hier passiert und wie du darauf reagieren sollst. Wie fühlst du dich? Überfordert? Gestresst? Alleingelassen?

So geht es Menschen mit Demenz. Ihnen bleibt keine andere Wahl, als sich vor diesem lärmenden Chaos zurückzuziehen. Sie schützen sich selbst, indem sie ihre Umwelt ausblenden.

Hierdurch erklärt sich auch, dass Matthias durch seine Roswitha scheinbar «hindurchsieht».

Hast du Ähnliches mit deinem Angehörigen erlebt? Wie hat es sich für dich angefühlt? War es für dich schmerzhaft, kann das womöglich daran liegen, dass du das Vergessen und den innerlichen Rückzug deines Angehörigen als Maßstab für eure Beziehung nimmst. Unterbewusst denkst du vielleicht: Wenn er mich wirklich geliebt hätte, hätte er mich nicht schon vergessen. Wenn ich ihm wichtig wäre, würde er immer noch auf mich reagieren.

Hast du dich in diesen Gedanken wieder erkannt? Stoppe dieses Gedankenkarussell, denn Demenz folgt nicht diesem Muster. Der Rückzug in die eigene Innenwelt ist für den Dementen kein willentlicher Prozess, sondern seine Psyche tut dies ohne sein Zutun. Welche Gehirnzellen die Demenz zerstört und welche Erinnerungen und Fähigkeiten davon dann betroffen sind, kann keiner beeinflussen. Kein Arzt, kein Betroffener und auch nicht du.

Daher heißt es auch hier wieder: Es ist die Demenz. Der Kranke übersieht dich, weil er Demenz hat.

Mit folgenden Maßnahmen kannst du deinen Angehörigen unterstützen, dich wahrzunehmen:

- Begegne ihm immer allein. Von mehreren Personen sind Menschen mit Demenz schnell überfordert und schotten sich dementsprechend ab.
- Triff ihn in einer reizarmen Umgebung. Die häufigsten störenden Reize sind Menschen, die sich bewegen, und Lärm in jeglicher Form. Ein idealer Treffpunkt ist ein Zimmer, in dem ihr allein seid.
- Falls möglich, stelle, bevor du ihn ansprichst, vorsichtig Körperkontakt her. Reiche ihm z. B. die Hand. Viele Kranke reagieren noch auf diese altbekannte Geste.
- Stelle dich mit Namen vor, z. B. «Ich bin Roswitha». Lass euren Beziehungsstaus weg, er würde den Demenzbetroffenen in diesem fortgeschrittenen Stadium der Krankheit überfordern.
- Sprich in einfachen, kurzen Sätzen. Teile pro Satz maximal eine Information. Falls möglich, nutze sogar nur ein Wort.
- Unterlasse es unbedingt, Fragen zu stellen, auch dies würde den Demenzkranken stressen und seinen inneren Rückzug verstärken.
- Berühre ihn vorsichtig, indem du seine Hand hältst, ihn an der Schulter anfasst oder seine Haare kämmst.

Das Wichtigste dabei ist, dass du keine Erwartungen hast. Die Psyche des Dementen entscheidet, ob sie es verkraften kann und dazu fähig ist, sich der Außenwelt zuzuwenden und dich wahrzunehmen.

Sollte dies nicht der Fall sein, begegne deinem Angehörigen

trotzdem wie oben beschrieben. Du kannst nie wissen, was zu ihm durchdringt und ihm möglicherweise guttut. Und: Der morgige Tag kann ganz anders verlaufen.

Kommunikation ohne Worte ist in dieser Phase der Erkrankung sehr wertvoll. Wie das funktioniert, erfährst du in der Antwort auf die Frage «Meine Mutter spricht fast gar nicht mehr. Wie kann ich die Kommunikation aufrechterhalten?» auf S. 188.

Um auszuschließen, dass das Durch-dich-Hindurchsehen an einer Augenkrankheit liegt, lasse deinen Angehörigen von einem Augenarzt durchchecken.

> **Nimmt dich dein Angehöriger nicht mehr wahr, hat dies nichts mit dem Wert eurer Beziehung zu tun: Es ist die Demenz!**

«Es macht mich unglaublich traurig, den Abbau meines Vaters zu sehen. Wie gehe ich damit um?»

FRAUKE T.

Frauke ist gestandene Geschäftsfrau. Nichts bringt sie so schnell aus der Ruhe. Die Demenzerkrankung ihres Vaters hatte sie schnell als organisatorische Herausforderung angenommen. Doch heute, über zwei Jahre nach der Diagnose, begegnet sie mir völlig niedergeschlagen. Sie habe keine Energie mehr; es würde sie unglaublich traurig machen, den geistigen und körperlichen Zerfall ihres Vaters mitanzusehen.

Kannst du nachempfinden, wie Frauke fühlt?

Bis zu einem gewissen Punkt nehmen Demenzpatienten die negativen Folgen der Erkrankung bewusst wahr und leiden in den meisten Fällen sehr darunter. Mit Fortschreiten der Demenz vergessen sie allerdings, dass sie daran erkrankt sind. Passt sich die Umwelt dann an die Bedürfnisse des Dementen an, kann er ein glückliches Leben führen.

Ab wann der Demenzbetroffene den Verlust seiner Fertigkeiten nicht mehr wahrnimmt, ist individuell und kann niemand vorhersagen (siehe dazu auch meine Antwort auf die Frage «Mein Vater bekommt alles mit und leidet extrem. Wie lange dauert es, bis er die Demenz nicht mehr wahrnimmt?» auf S. 40).

Frauke las diverse Bücher über die Erkrankung, organisierte einen Platz in einem tollen Pflegeheim und besucht ihren Papa jeden zweiten Tag. Trotz all ihrer Bemühungen verschlechtert sich sein Zustand rasant. Er kann inzwischen nur noch wenige Schritte gehen, den Urin nicht mehr halten – und nun ist er auch noch verstummt. Frauke macht sich große Sorgen, dass er unter seinem Zustand leidet, und weiß nicht, wie sie ihm helfen kann.

An den Punkt, an dem Frauke aktuell steht, kommen viele Angehörige. Vielleicht warst du selbst schon dort oder wirst noch dahin kommen. Demenz macht hilflos, denn fortschreitende Demenzen können (noch) nicht geheilt werden (siehe dazu Frage «Wie wird Demenz behandelt?» auf S. 46). Die Demenz wird sich verschlechtern und das Wissen und die Fertigkeiten des Kranken immer weiter abnehmen. Sehr wahrscheinlich wird sich sogar die Persönlichkeit des Demenzbetroffenen verändern, sodass du womöglich den Eindruck hast, dein Angehöriger entschwindet vor deinen Augen.

Wir Menschen sind grundsätzlich so gestrickt, dass wir unser Leben kontrollieren möchten. Haben wir das Gefühl der Kontrolle, fühlen wir uns sicher. Doch können wir das Leben wirklich kontrollieren? Das können wir nicht.

Akzeptiere, dass dein Angehöriger unheilbar an Demenz erkrankt ist und die Krankheit unaufhaltsam fortschreiten wird. Gestehe dir ein, dass du keine Kontrolle darüber hast. Deine Akzeptanz ist einer der wichtigsten Schritte – wenn nicht sogar der wichtigste –, damit du Demenz mutig begegnen kannst. Akzeptiere, was du nicht ändern kannst, und fokussiere stattdessen auf das, was du noch an Positivem bewirken kannst:

- Schaffe Momente der Nähe zwischen dir und deinem Angehörigen durch sinnliche Kommunikation (siehe dazu Frage «Meine Mutter spricht fast gar nicht mehr. Wie kann ich die Kommunikation aufrechterhalten?» auf S. 188).
- Schenke euch beiden gemeinsame Zeit.
- Lerne durch den Dementen, im Hier und Jetzt zu sein.
- Genieße jeden schönen Moment, der euch noch vergönnt ist.

Fange heute damit an – ich glaube an dich!

> **Ein Mensch mit Demenz kann glücklich leben, wenn sich seine Umwelt an seine Bedürfnisse anpasst.**

Serviceteil

Alle Internetquellen wurden zuletzt abgerufen am 11.10.2024

Deutschland

Allgemeine Informationen rund um das Thema Demenz
www.wegweiser-demenz.de
www.deutsche-alzheimer.de
www.demenz-podcast.de

Beratungsstellen
Deutsche Alzheimer Gesellschaft e. V.
Selbsthilfe Demenz
Keithstraße 41
10787 Berlin
www.deutsche-alzheimer.de
E-Mail: info@deutsche-alzheimer.de
Tel.: 030-259 379 514

Zentrum für Qualität in der Pflege
Reinhardtstraße 45
10117 Berlin
www.zqp.de/beratung-pflege
E-Mail: info@zqp.de

Wege zur Pflege – Pflegetelefon
Bundesministerium für Familie, Senioren, Frauen und Jugend (BMFSFJ)
www.wege-zur-pflege.de/start
Tel.: 030-20 179 131

Bürgertelefon zur Pflegeversicherung – Bundesministerium für Gesundheit (BMG)
www.bundesgesundheitsministerium.de/service/buergertelefon.html
Tel.: 030-340 606 602

AWO Arbeiterwohlfahrt Bundesverband e. V.
Heinrich-Albertz-Haus
Blücherstraße 62/63
D-10961 Berlin
www.awo-pflegeberatung.de/online-beratungwww.awo-pflegeberatung.de/telefonberatung/
Tel.: 0800-60 70 110

Deutscher Caritasverband e. V.
Karlstraße 40
79104 Freiburg
Deutschland

www.caritas.de/hilfeundberatung/onlineberatung/leben-im-alter
Tel.: 0761-200-0

echt unersetzlich – Beratung und Unterstützung für junge Menschen mit kranken oder behinderten Familienmitgliedern
Bergmannstr. 44
10961 Berlin
www.echt-unersetzlich.de
E-Mail: echt-unersetzlich@dwbsm.de
Tel.: 030-61 202 482
WhatsApp: 0157-80 602 760

Zentrum ÜBERLEBEN gemeinnützige GmbH
Psychologische Online-Beratung pflegen-und-leben.de
Turmstraße 21
10559 Berlin
www.pflegen-und-leben.de

Alzheimer Forschung Initiative e. V. (AFI)
Stiftung Alzheimer Initiative gGmbH (SAI)
Kreuzstraße 34
40210 Düsseldorf
www.alzheimer-forschung.de
E-Mail: info@alzheimer-forschung.de
Tel.: 0800-200 4001
Für Privatversicherte
compass private pflegeberatung GmbH
Gustav-Heinemann-Ufer 74c
50968 Köln
www.compass-pflegeberatung.de
www.pflegeberatung.de
Tel.: 0800-101 88 00

Finder Unterstützungsangebote (Pflegedienste, Pflegeheime, Tages- und Nachtpflege etc.)

Bundesweit
www.aok.de/pk/pflegenavigator/
www.pflegefinder.bkk-dachverband.de
www.vdek.com/vertragspartner/Pflegeversicherung/Pflegelotse.html

Baden-Württemberg
www.alzheimer-bw.de/hilfe-vor-ort

Bayern
www.demenz-pflege-bayern.de/angebots-landkarte

Berlin
www.berlin.de/sen/pflege/grundlagen/artikel.1235152.php

Brandenburg
www.demenz-brandenburg.de/dienste-und-einrichtungen

Bremen
www.diks-bremen.de/adressen

Hamburg
www.hamburg.de/politik-und-verwaltung/behoerden/sozialbehoerde/

themen/pflege/pflege-im-heim/
pflegekompass

Hessen
www.demenzatlas-hessen.de

Mecklenburg-Vorpommern
www.alzheimer-mv.de/regionale-hilfe/demenzkompass

Niedersachsen
www.senioren-in-niedersachsen.de/aktiver-ruhestand/senioren-und-pflegestuetzpunkte/spn-adressliste

Nordrhein-Westfalen
www.pflegewegweiser-nrw.de

Rheinland-Pfalz
wwww.sozialportal.rlp.de

Saarland
www.demenz-saarland.de/nc/hilfsangebote

Sachsen
www.pflegenetz.sachsen.de/pflegedatenbank

Sachsen-Anhalt
www.pflegeberatung-sachsen-anhalt.de/beratungsstellen
Schleswig-Holstein
wwww.demenzwegweiser-sh.de

Thüringen
www.tmasgff.de/gesundheit/pflege/kontakt-und-beratungsstellen

Nachbarschaftshilfe & Ehrenamtsbörsen

Bundesweit
www.nebenan.de
www.serviceportal-zuhause-im-alter.de/nachbarschaftshilfe-und-soziale-dienstleistungen/nachbarschaftshilfe-und-freiwilliges-engagement.html
www.aktion-mensch.de/was-du-tun-kannst/ehrenamt/engagement-plattform

Berlin
www.pflegeunterstuetzung-berlin.de/unterstuetzung/ehrenamtliche-nachbarschaftshelferin
www.malteser-berlin.de/angebote-und-leistungen/pflegedienst/malteser-nachbarschaft.html

Baden-Württemberg
sozialministerium.baden-wuerttemberg.de/de/gesundheit-pflege/pflege/ehrenamt-und-selbsthilfe

Bayern
www.lfp.bayern.de/angebote-zur-unterstuetzung-im-alltag-haeusliche-betreuung

Brandenburg
www.pflege-dschungel.de/nachbarschaftshilfe-brandenburg

Hessen
www.deinehrenamt.de/Start

Mecklenburg-Vorpommern
www.regierung-mv.de/Landesregierung/sm/Soziales/Ehrenamt/Engagementm%C3%B6glichkeiten
www.ehrenamtsstiftung-mv.de

Niedersachsen
www.freiwilligenserver.de

Nordrhein-Westfalen
www.nachbarschaftshilfe.nrw

Rheinland-Pfalz
www.ehrenamt-rlp.de/index.php?id=77

Saarland
www.saarland.de/stk/DE/portale/ehrenamt/home
www.regionalverband-saarbruecken.de/soziales/ehrenamt/ehrenamtsboerse
www.pro-ehrenamt.de/pro-ehrenamt/ehrenamtboersen

Sachsen
www.ehrenamt.sachsen.de/engagementboerse
www.ehrensache.jetzt

Sachsen-Anhalt
engagiert.sachsen-anhalt.de

Schleswig-Holstein
engagiert-in-sh.de

Thüringen
www.thueringer-ehrenamtsstiftung.de
www.thueringer-ehrenamtsportal.de

Angehörigen- und Selbsthilfegruppen

Datenbank-Finder
www.deutsche-alzheimer.de/adressen

Agenturen für 24-Stunden-Hilfe

Bundesverband für häusliche Betreuung und Pflege e. V. (VHBP)
Lindencorso, Unter den Linden 21
10117 Berlin
www.vhbp.de/mitglieder
info@vhbp.de
Tel.: 030-300 150 170

Urlaub trotz Demenz

www.deutsche-alzheimer.de/fileadmin/Alz/pdf/Flyer_und_Dokumente/Urlaubsreisen_DAlzG.pdf

Tiergestützte Therapie bei Demenz

Bundesweit
www.assistenzhunde-zentrum.de/index.php/demenz-assistenzhund2

Baden-Württemberg
www.die-assistenzhunde-helden.de/arten/demenz

Berlin
Jorka Andrew Schweitzer
14163 Berlin
www.sozialehunde.de
Tel.: 0160-162 91 07

Nordrhein-Westfalen
Katrin Meyer
Alexianer Köln GmbH
4 Pfoten für Sie
Auf der Kaiserbitz 3
51147 Köln
www.4-pfoten-fuer-sie.de/fileadmin/user_upload/Dokumente/4pfoten flyer_mail.pdf
E-Mail: k.meyer@alexianer.de
Tel.: 0160-985 878 89

Schleswig-Holstein
Hof Lichtblick – Tiergestützte Fördermaßnahme
Corinna Forck
Dorfstraße 30
24250 Nettelsee
www.hof-lichtblick.de/tiertherapie-demenz.html

Thüringen
Alpakas vom Roten Berg
Michelle Dinter
Ziegenberg 8
07333 Unterwellenborn / OT Kamsdorf
www.alpakas-vom-roten-berg.de/tiergestuetzte-demenz-therapie
E-Mail: info@alpakas-vom-rotenberg.de
Tel.: 0151-412 39 669

Österreich

Allgemeine Informationen rund um das Thema Demenz:
www.oesterreich.gv.at/themen/pflege/5/Seite.360537.html
www.sozialministerium.at/Themen/Pflege/Demenz.html
www.demenz-hilfe.at

Beratungsstellen
Sozialministerium BürgerInnen-service
Stubenring 1
1010 Wien
www.sozialministerium.at/Themen/Pflege.html
E-Mail: buergerservice@bmask.gv.at
Tel.: 0800-20 16 11

Infoplattform für Pflege und Betreuung
Gesundheit Österreich GmbH
Stubenring 6
1010 Wien
www.pflege.gv.at

E-Mail: infoplattform@goeg.at
Tel.: 01-515 61-0

FSW Fonds Soziales Wien
Beratungszentrum Pflege und Betreuung
Guglgasse 7–9
1030 Wien
www.fsw.at/p/pflege-betreuung
Tel.: 01-24 5 24

IG Pflege
Interessengemeinschaft pflegende Angehörige
Wiedner Hauptstraße 32
1040 Wien
E-Mail: office@ig-pflege.at
www.ig-pflege.at
Tel.: 01-58 900

Caritas Österreich
Storchengasse 1
1150 Wien
www.caritas-pflege.at/ratgeber/angebote-fuer-angehoerige/entlastung/beratung-und-entlastung-bei-demenz
E-Mail: office@caritas-austria.at
Tel.: 01-488 31 400

Nachbarschaftshilfe & Ehrenamtsbörsen

www.oesterreich.gv.at/themen/hilfe_leisten/3/Seite.2980026.html

www.freiwillig-engagiert.at/freiwilligenboersen-in-österreich

Angehörigen- und Selbsthilfegruppen

Landesübergreifend
www.alzheimer-selbsthilfe.at/angebote/service
www.gesundheit.gv.at/service/gesundheitssuche/selbsthilfegruppen.html

Wien
www.alzheimer-selbsthilfe.at/angebote/unterstutzte-selbsthilfegruppe
www.alzheimer-selbsthilfe.at/angebote/gesprachsrunde-fur-tochter-und-sohne
www.alzheimer-selbsthilfe.at/angebote/gespraechsrunde-fuer-partnerinnen-von-menschen-mit-demenz

Urlaub trotz Demenz
www.alzheimerhilfe.at/alzheimerurlaub
www.aktion-demenz.at/fileadmin/user_upload/image/teilhabe_fuer_menschen-mit-demenz/urlaub_fuer_menschen_mit_demenz_und_ihre_angehoerigen/Zusammenstellung_Aktion_Demenz_Vorarlberg.pdf
www.caritas-pflege.at/pflege-wien/angehoerige-demenz/pflege-und-urlaub/frei-land-urlaub

Schweiz

Allgemeine Informationen rund um das Thema Demenz
Demenz Forschung Schweiz
Stiftung Synapsis
Josefstrasse 92
CH-8005 Zürich
www.demenz-forschung.ch
info@demenz-forschung.ch
Tel.: 044 271 35 11

Stiftung MyHandicap | EnableMe Foundation
Oberer Graben 3
CH-9000 St. Gallen
www.enableme.ch/de
info@enableme.ch
Tel.: 071 911 49 49

Beratungsstellen
Alzheimer Schweiz
Gurtengasse 3
3011 Bern
Tel.: 058 058 80 20
info@alz.chwww.alzheimer-schweiz.ch/de/startseite
alzguide.ch

Nachbarschaftshilfe & Ehrenamtsbörsen
www.benevol-jobsiehech/de

Angehörigen- und Selbsthilfegruppen
www.alzheimer-schweiz.ch/de/angebote/beitrag/angehoerigen-gruppen-hilfe-zur-selbsthilfe

Urlaub trotz Demenz
www.alzheimer-schweiz.ch/de/angebote/beitrag/alzheimer-ferien-entlastung-ohne-trennung

Tiergestützte Therapie bei Demenz
https://www.erlebnis-hund.ch/therapiehund-demenz-bern-belp-gümligen-ittigen-kehrsatz-muri-köniz-riggisberg-schwarzenburg-neuenegg-laupen-toffen-münsingen-worb/

Verein Therapiehunde Schweiz
Ebnet 19
6163 Ebnet
www.therapiehunde.ch/schulungs programm
info@therapiehunde.ch
Tel.: 0755 19 22

Länderübergreifend

Angehörigen- und Selbsthilfegruppen
App für pflegende Angehörige
in.kontakt-App
Android: https://play.google.com/store/apps/details?id=de.appack.project.wir_pflegen&gl=DE&pli=1
iOS: https://apps.apple.com/de/app/in-kontakt/id1451957216
Auswahl an Online-Selbsthilfe-Gruppen

www.facebook.com/groups/2099871656891752
www.facebook.com/groups/230515748252292
www.facebook.com/groups/475796469177930
www.facebook.com/groups/2572073429693908
www.landesinitiative-demenz.de/unser-service/selbsthilfe-angehoerigengruppen
www.alzheimer-gesellschaft-rhpf.de/internet-forum
www.alzheimer-duesseldorf.de/forum

Technische Hilfsmittel
www.elearning.mhealth-ad.eu/mod/data/view.php?id=199

Demenz-Coaching & psychologische Beratung für Angehörige
Demenz-Schwester
Marion Ponelies
www.Demenz-Schwester.de
E-Mail: Hallo@Demenz-Schwester.de

Quellenangaben

Alle Internetquellen wurden zuletzt abgerufen am 11. 10. 2024.

1 U. Kastner «Handbuch Demenz – Fachwissen für Pflege und Beratung», 5. Auflage, S. 39

2 www.bundesgesundheitsministerium.de/themen/pflege/online-ratgeber-demenz/krankheitsbild-und-verlauf#:~:text=Je%20%C3%A4lter%20die%20Menschen%20werden,Jahren%20bereits%20jeder%20Dritte%20betroffen

3 Broschüre «Was ist Alzheimer?» der Alzheimer Forschung Initiative e. V.

4 www.dgkn.de/neurophysiologie/der-ueberblick/demenz-und-alzheimer#:~:text=Die%20Alzheimer%2DDemenz%20ist%20eine,sollte%20fr%C3%BChzeitig%20zum%20Arzt%20gehen

5 www.theaftd.org/de/what-is-ftd/faqs/#:~:text=Sie%20treten%20auf%2C%20wenn%20ein,Chance%20hat%2C%20diese%20zu%20erben

6 www.alzheimer-forschung.de/alzheimer

7 www.deutsche-alzheimer.de/fileadmin/Alz/pdf/factsheets/infoblatt4_genetik_dalzg.pdf

8 www.dzne.de/aktuelles/hintergrund/vaskulaere-demenz

9 www.alzheimer-forschung.de/alzheimer/wasistalzheimer/alzheimer-demenz/vaskulaere-demenz

10 www.stiftung-gesundheitswissen.de/wissen/vaskulaere-demenz/hintergrund#:~:text=Vaskul%C3%A4re%20Demenz%20ist%20mit%20etwa,aufgrund%20von%20Durchblutungsst%C3%B6rungen%20im%20Gehirn

11 www.alzheimer-forschung.de/alzheimer/wasistalzheimer/alzheimer-demenz/lewy-koerperchen-demenz/#:~:text=Die%20Lebenserwartung%20bei%20der%20Lewy,nimmt%20ab%2C%20Schluckst%C3%B6rungen%20treten%20auf

12 Deutsche Alzheimer Gesellschaft, Infoblatt 14

13 www.msdmanualsiehecom/de-de/profi/neurologische-krankheiten/st%C3 %B6rungen-der-motorik-und-des-kleinhirns/m-parkinson#Symptome-und-Beschwerden_v1043586_de
14 www.pflege.de/krankheiten/parkinson/demenz/#:~:text=Lebenserwartung%20bei%20Parkinson%2DDemenz,nachdem%20die%20Demenz%20diagnostiziert%20wurde
15 www.alzheimer-forschung.de/alzheimer/wasistalzheimer/alzheimer-demenz/lewy-koerperchen-demenz/#:~:text=Bei%20der%20Parkinson%2DDemenz%20entwickeln,sich%20Lewy%2DK%C3 %B6rperchen%20im%20Gehirn
16 www.msdmanualsiehecom/de-de/profi/neurologische-krankheiten/delir-und-demenz/frontotemporale-demenz-ftd
17 www.deutsche-alzheimer.de/fileadmin/Alz/pdf/factsheets/infoblatt11_frontotemporale_demenz.pdf
18 www.alzheimer-forschung.de/demenz
19 www.alzheimer-forschung.de/aktuelles/meldung/demenzkranke-weltweit/#:~:text=Mit%20rund%2060 %20bis%2070,eine%20Degeneration%20des%20frontalen%20Hirnlappens
20 www.wegweiser-demenz.de/wwd/medizinisches/demenzformen/alzheimer-krankheit
21 www.msdmanualsiehecom/de-de/profi/neurologische-krankheiten/delir-und-demenz/vaskul%C3 %A4re-kognitive-beeintr%C3 %A4chtigung-und-demenz
22 www.msdmanualsiehecom/de-de/heim/st%C3 %B6rungen-der-hirn-,-r%C3 %BCckenmarks-und-nervenfunktion/delirium-und-demenz/lewy-k%C3 %B6rperchen-demenz-und-parkinson-demenz
23 www.msdmanualsiehecom/de-de/profi/neurologische-krankheiten/delir-und-demenz/frontotemporale-demenz-ftd
24 www.aerzteblatt.de/nachrichten/109460/Deutliche-Zunahme-an-Demenzkranken-in-Deutschland-und-Europa-erwartet
25 www.deutsche-apotheker-zeitung.de/news/artikel/2022/09/21/verlangsamen-arzneimittel-den-geistigen-abbau-bei-alzheimer#:~:text=Antidementiva%20k%C3 %B6nnen%20Kernsymptomatik%20verz%C3 %B6gern,der%20Erkrankung%20recht%20gering%20ausnimmt
26 www.alzheimer-forschung.de/alzheimer/behandlung/medikamentoese-behandlung
27 www.stiftung-gesundheitswissen.de/wissen/kann-ginkgo-biloba-demenz-verhindern#:~:text=Die%20Ergebnisse%20zeigen%2C%20dass%20Ginkgo,sch%C3 %A4dlichen%20Folgen%20f%C3 %BCr%20die%20Gesundheit
28 www.unimedizin-mainz.de/fileadmin/kliniken/ps/Dokumente/Stationen/InFo_Neurologie_Psychiatrie_2019_21_28_33.pdf

29 «Handbuch Demenz – Fachwissen für Pflege und Betreuung», 5. Auflage, Ulrich Kastner und Veronika Schraut, S. 81

30 www.uniklinik-duesseldorf.de/fileadmin/Pressemitteilungen_pdf/2015/15-09-08_kakao-flavanole-wirken-blutdrucksenkend-und-verbessern-die-gefaessfunktion-bei-gesunden.pdf

31 www.dzne.de/aktuelles/hintergrund/frontotemporale-demenz-ftd/#:~:text=Frontotemporale%20Demenz%20kann%20genetisch%20bedingt%20sein&text=Ein%20Teil%20der%20frontotemporalen%20Demenzen,Zusammenhang%20mit%20genetischen%20Ver%C3%A4nderungen%20stehen

32 www.alzheimer-forschung.de/demenz/lewy-koerperchen-demenz/#:~:text=Ist%20Lewy%2DK%C3%B6rperchen%2DDemenz%20vererbbar,ein%20Mitglied%20einer%20Familie%20erkrankt

33 www.pflege.de/krankheiten/demenz/alzheimer/erblichkeit-forschung/#:~:text=Vaskul%C3%A4re%20Demenz%3A%20Prinzipiell%20nicht%20vererbbar

34 www.dak.de/dak/bundesthemen/angst-vor-krankheiten-2112772.html#/

35 www.alzheimer-forschung.de/alzheimer/vorbeugen/bewegung/

36 www.stern.de/gesundheit/demenz-und-einsamkeit--demenzrisiko-steigt-bei-gefuehlter-einsamkeit-8426636.html#:~:text=Forscher%20aus%20Florida%20haben%20in,wissen%20Forscher%20seit%20einigen%20Jahren

37 www.demenz-sh.de/demenz/die-angehoerigen.html

38 www.kontinenzzentrum.ch/de/erkrankungen/neurogene-blasenstoerungen/demenz.html